UNIV.-DOZ. DR. MED. WOLFGANG KOPP - MAG. BRIGITTE KOPP-BEGUSCH

ESSEN SIE SICH SCHLANK!

Abschied vom Jo-Jo-Effekt

2. aktualisierte Auflage

„Lieber richten sich die Menschen zugrunde,
als ihre Gewohnheiten zu ändern.“
Leo Tolstoi

IMPRESSUM

www.schlank-und-gesund.at

Univ.-Doz. Dr. med. Kopp, Wolfgang / Mag. Kopp-Begusch, Brigitte:
Essen Sie sich schlank! Abschied vom Jo-Jo Effekt
2. aktualisierte Auflage

Layout: Andreas Braunendal Textagentur - www.textagentur.at
Fotos: Peter Manninger, Fritz Langmann - www.foto.fritz.st
Druck und Bindung: Styrian Druckservice
ISBN-Nr. 3-9501561-0-0

Dieses Buch ist der Beginn einer Reihe, die sich fundamentiert mit Ernährungs- und Gesundheitsfragen auseinandersetzt. Bei Interesse an einer aktuellen Übersicht über die lieferbaren Titel oder für die Bestellung weiterer Exemplare dieses Buches wenden Sie sich bitte an die Herausgeber.

Die hier beschriebenen Informationen sind nach bestem Wissen und Gewissen geprüft, trotzdem können wir keinerlei Haftung für Schäden irgendwelcher Art übernehmen, die sich direkt oder indirekt aus dem Gebrauch der hier vorgestellten Anwendungen ergeben. Bitte beachten Sie in jedem Fall die Grenzen der Selbstdiagnose und der Selbstbehandlung und nehmen Sie bei Krankheitssymptomen professionelle Diagnose und Unterstützung in Anspruch.

INHALT

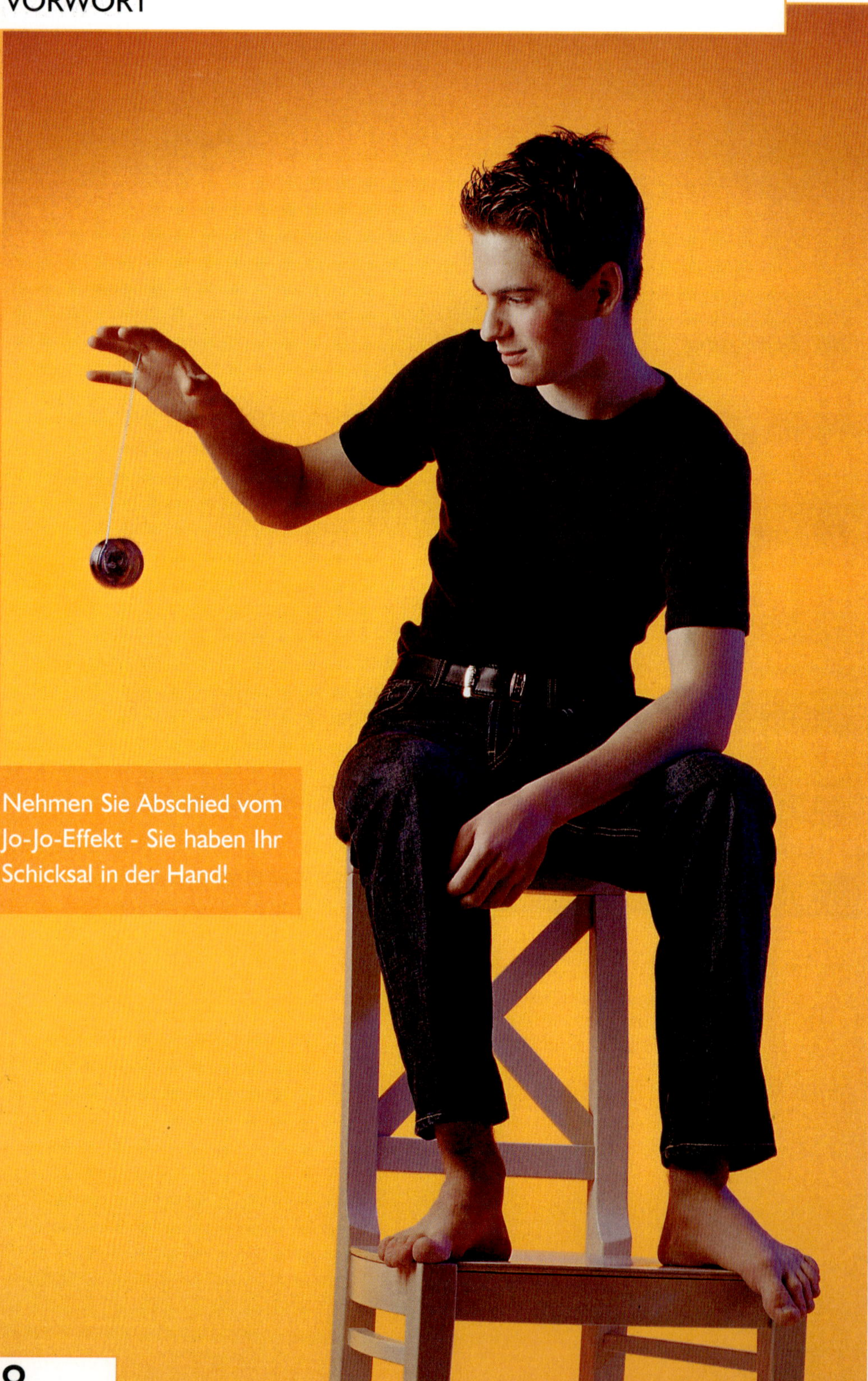

Nehmen Sie Abschied vom Jo-Jo-Effekt - Sie haben Ihr Schicksal in der Hand!

VORWORT

„Jetzt versuche ich seit Jahren immer wieder abzunehmen, aber es geht einfach nicht.“
„Was heißt abnehmen? Ich nehm‘ sogar zu, obwohl ich kaum was esse.“
„Das kenne ich, mir geht es auch so.“
„Mir auch! Mir kommt vor, wir Menschen werden sowieso immer dicker und kränker.“

Übergewicht bis hin zur Fettsucht nimmt weltweit zu und hat in den vergangenen drei Jahrzehnten in den westlichen Industriegesellschaften epidemieartige Ausmaße angenommen. Zum Leidwesen aller Betroffenen ist Übergewicht nicht nur ein kosmetisches Problem, sondern auch ein gesundheitliches: Menschen mit Übergewicht leiden überdurchschnittlich häufig an den so genannten „Zivilisationskrankheiten“, insbesondere an Bluthochdruck, erhöhten Cholesterin- und Blutfettwerten und Zuckerkrankheit. Die Folgen dieser Krankheiten sind dann unter anderem Herzinfarkte und Schlaganfälle.
Wir alle sind von dieser Problematik – mehr oder weniger stark – betroffen. Vielleicht versuchen Sie selbst schon seit Jahren verschiedene Wege, dieses Problem zu lösen. Wir alle brauchen einen Ausweg aus diesem Dilemma!
Nun ist es so weit: Dieses Buch zeigt Ihnen die Zusammenhänge eines ernährungsbedingten Teufelskreises auf, dessen Verständnis Ihnen die endgültige Lösung dieses Problems ermöglicht: Es gibt eine Ernährungsform, die schlank macht, schlank hält und die Gesundheit verbessert.
Die medizinischen Erkenntnisse der letzten Jahre haben eindeutig bewiesen, dass Übergewicht und viele Zivilisationskrankheiten als Folge von falscher Ernährung entstehen. Daher ist die einzige Lösung eine richtige Ernährung, das ist klar. Wie diese richtige Ernährung aussieht? Die Antwort darauf gibt Ihnen dieses Buch.
Aber zuerst möchten wir uns vorstellen, damit Sie wissen, mit wem Sie es zu tun haben:
Wir, das sind Dr. Wolfgang Kopp und Mag. Brigitte Kopp-Begusch – ein Arzt und eine Persönlichkeitstrainerin.

Es ist uns schon vor langer Zeit bewusst geworden, wie wichtig Ernährung für unsere eigene Gesundheit ist. Deshalb haben wir uns intensiv mit Fragen gesunder Ernährung befasst, mit der Zielsetzung, eine gesunde Ernährungsweise zu finden.
Es ist unser berufliches Ziel, Menschen zu unterstützen und zu begleiten. Ich, Wolfgang Kopp, bei meiner Tätigkeit als Arzt in der Sorge und Bemühung um die Gesundheit und das Wohlergehen meiner PatientInnen. Ich, Brigitte Kopp-Begusch, bei meiner Arbeit mit Menschen im Bereich der Persönlichkeitsbildung und Persönlichkeitsentwicklung. Unsere konkreten Ziele in Bezug auf gesunde Ernährung sind:

- ein optimales Körpergewicht
- Gesundheit
- sich Wohlfühlen
- mehr Energie haben
- vorbeugen statt heilen.

Wir haben auf dem Gebiet der Ernährung einen Weg gefunden, diese Ziele umzusetzen. Dieser Weg geht von medizinisch-physiologischen Erkenntnissen, mentalen und psychologischen Zugangsweisen aus und berücksichtigt eigene Erfahrungen.
In diesem Buch zeigen wir Ihnen, dass der Teufelskreis, der durch falsche Ernährung entsteht, Ihren Körper praktisch dazu zwingt, Fett einzulagern. Nur dadurch kommt es zu jenem Phänomen, dass Sie zunehmen, obwohl Sie ganz normal oder sogar wenig essen. Diesen Kreislauf gilt es zu durchbrechen!
Nur so werden Sie ohne zu hungern im Einklang mit den physiologischen Gegebenheiten abnehmen und dauerhaft schlank bleiben können, und dabei noch Ihre Gesundheit verbessern. Und das Schönste daran: Es ist ganz einfach und genussreich!
Wir haben Ihnen einen Rezeptteil sowie Menüvorschläge erstellt; so können Sie Ihr persönliches, schlankmachendes und schlankerhaltendes Essen, je nach Belieben und Gusto, auswählen.
Unterstützend und begleitend dazu bieten wir Ihnen ein mentales Programm, das Ihnen hilft, diese notwendige Ernährungsumstellung tatsächlich durchzuführen und dauerhaft in Ihrem Leben zu verankern. Lernen Sie, bewusster darauf zu achten, was Sie Ihrem Körper zuführen, indem Sie darauf achten, was Sie essen und was Sie denken.

Wir möchten Sie bei Ihrem Weg in ein gesundes, energiereiches und langes Leben ganzheitlich unterstützen. In diesem Sinne können Sie auch bei der Bewegung und der Atmung ansetzen, um schlank und gesund zu werden. Wir bieten Ihnen einfache, zielgerichtete, angenehme Übungen und Möglichkeiten, Energie zu gewinnen und sich wohlzufühlen.
Machen wir uns also gemeinsam auf den Weg!

EINLEITUNG

Sie haben Probleme mit Ihrem Gewicht und möchten abnehmen? Sie stehen mit Ihrem Problem ganz und gar nicht alleine da. Weltweit sind etwa 300 Millionen Menschen übergewichtig. Vor allem in den westlichen Industriegesellschaften stellt Übergewicht bis hin zur Fettsucht bereits ein zentrales Problem dar.

In Europa hat sich im letzten Jahrzehnt die Häufigkeit von krankhafter Fettsucht mehr als verdoppelt. In Deutschland leidet inzwischen jede sechste Frau und jeder siebente Mann an Fettsucht. Sogar Kinder und Jugendliche sind zunehmend davon betroffen. In den USA ist die Situation noch schlimmer. Das ist eine riesige Anzahl an schwer kranken Menschen, ganz zu schweigen von der noch viel größeren Anzahl Menschen, die mit mehr oder minder „harmlosen" überschüssigen Kilos kämpft. Aber Übergewicht ist nicht nur ein kosmetisches Problem:

Übergewichtige Menschen leiden, wie schon im Vorwort angesprochen, überdurchschnittlich häufig an „Zivilisationskrankheiten" wie Bluthochdruck, Zuckerkrankheit, erhöhten Cholesterin- und Blutfettwerten sowie an Gefäßverkalkung und haben dadurch ein stark erhöhtes Risiko, an einem Herzinfarkt oder einem Hirnschlag zu sterben.

Ein wesentlicher Teil der Behandlung dieser Krankheiten besteht in einer Gewichtsabnahme, darüber sind sich alle Fachleute einig. Als Methoden der Wahl, mit denen versucht wird, überschüssige Kilos loszuwerden, gelten nach wie vor „Kalorienzählen" und Fettreduktion. Noch immer besteht die Ansicht, dass Übergewicht durch ein Missverhältnis zwischen Energiezufuhr (in Form von Kalorien) und Energieverbrauch sowie durch zu viel Fett in der Nahrung entstehe. Überschüssige Kalorien würden als Fett gespeichert.

Doch der Versuch, durch eine Reduzierung der Kalorienmenge abzunehmen, ist nur selten erfolgreich. Nur etwa 5 von 100 Menschen, die eine Reduktionsdiät durchführen, erzielen damit einen dauerhaften Erfolg.

Sie selbst haben möglicherweise schon – wie auch unzählige andere Menschen - versucht, durch kalorienarme und fettarme Diäten Ihre lästigen Kilos loszuwerden. Mit hoher Wahrscheinlichkeit ist es Ihnen dabei

auch wie den meisten anderen ergangen: Nach kurzer Zeit hat sich Ihr Gewicht trotz verminderter Nahrungszufuhr auf hohem Niveau eingependelt.
Nulldiäten führen zwar anfänglich zum gewünschten Erfolg, nach erfolgreichem Abspecken und Rückkehr zur gewohnten Ernährungsweise nimmt das Gewicht aber wieder zu - bis zum alten Gewicht und oft noch darüber hinaus.
Für dieses Phänomen des "Wiederzunehmens" gibt es einen eigenen Begriff: den „Jo-Jo-Effekt". (Benannt nach einem Geschicklichkeitsspiel, bei dem eine Rolle an einem Gummiband zunächst abwärts fällt, aber dann wieder zurückschnellt.)
Verbunden mit solchen "Gewicht-Jo-Jos" ist häufig auch eine Verschlechterung des Gesundheitszustandes. Monatelange und manchmal jahrelange Bemühungen im Kampf gegen das Gewicht führen damit häufig zu noch mehr Übergewicht, Gesundheitsschäden und totaler Frustration der Betroffenen. Im Hinblick auf diese gesundheitlichen Folgeschäden sehen heute manche ÄrztInnen in einer Gewichtsreduktion durch solche kalorienreduzierte Diäten ein größeres Gesundheitsrisiko als im Übergewicht und raten von „Hungerkuren" generell ab.
Dennoch – um die mit Übergewicht so häufig verbundenen Krankheiten zu vermeiden oder zu bessern, ist eine Gewichtsreduktion unerlässlich.
Ein Hauptanliegen Ihrer Gewichtsreduktion muss daher sein, gesundheitsschonend und gesundheitsfördernd abzunehmen. Wir werden Ihnen zeigen, wie Sie ohne schädliche Folgen abnehmen und das erreichte Gewicht halten können.
Es gilt aber nicht nur, Übergewicht „loszuwerden", sondern auch, seine Entstehung überhaupt zu vermeiden. Dazu ist es notwendig, zu verstehen, warum und wie Übergewicht entsteht. Wir wollen aber zuerst die heute gängigen Hypothesen zu dieser Frage näher betrachten.

Gängige Annahmen wie Übergewicht entsteht:

1. Als Ursache für die Entstehung von Übergewicht wird in erster Linie eine zu hohe Kalorienzufuhr angesehen. Die Annahme hieße somit im Klartext: Übergewichtige Menschen können einfach nicht aufhören zu

essen oder zumindest nicht rechtzeitig. So werden übergewichtige Menschen zu allem Überfluss in unserer Gesellschaft oft auch noch belächelt, als willensschwach angesehen und als gefräßig diskriminiert. Ein oft gehörter, möglicherweise sogar wohlgemeinter Rat lautet dann: „Iss einfach weniger, du musst dich einschränken, beherrschen, Willensstärke beweisen."

Aber liegt es wirklich am mangelnden Willen der Betroffenen?

Kann Sich-Einschränken, Zu-essen-Aufhören, bevor man sich satt fühlt, der richtige Weg sein?

Wenn wir uns in der Natur umsehen, so scheint Sich-satt-Essen ein Grundprinzip zu sein: Wildtiere fressen so lange sie Lust haben, ohne fett zu werden. Sie leiden nicht unter Übergewicht, da sie sich artgerecht ernähren.

2. Auch eine genetische Veranlagung, dick zu werden, wird oftmals in Betracht gezogen: Unser Körper sei seit der Eiszeit auf ein höheres Gewicht programmiert, um (Fett)Reserven für den Fall von Dürreperioden zu besitzen.

Aber wenn unser Übergewicht genetisch bedingt wäre, warum tritt es dann erst mit zunehmendem Alter auf? Auf den meisten Jugendfotos sieht man schlanke Körper und schmale Gesichter ohne Doppelkinn. Und wenn Übergewicht genetisch bedingt wäre, warum ist dieses Problem erst jetzt, im 20. Jahrhundert, derartig massiv aufgetreten? Unsere Gene können sich nicht in den letzten 50 Jahren so verändert haben! Und – noch wesentlicher: Wenn das Fett als Vorrat für Hungerperioden dient, warum nehmen wir dann beim Hungern so schwer ab? Wenn der Fettvorrat genetisch bedingt wäre, also dazu gedient hätte, unsere Vorfahren über Zeiten mangelnden Nahrungsangebotes „hinweg-zu-retten", warum führt Übergewicht dann heute zu so vielen schweren Krankheiten? Früher physiologisch – heute pathologisch? Das ist unlogisch!

3. Schon seit längerem besteht allgemein die Auffassung, dass hauptsächlich das Fett in unserer Nahrung dick mache. Es wurde deshalb den Menschen in den vergangenen Jahrzehnten eine fettarme, kohlenhydratreiche Ernährung empfohlen. Und diese Empfehlung hat Früchte getragen: In den USA z. B. ist der durchschnittliche Anteil des Fettes an der täglichen Kalorienmenge von 40 auf 33 % zurückgegangen. Aber: Im sel-

ben Zeitraum hat die Zahl der stark Übergewichtigen in den USA um 30% zugenommen! Und im selben Zeitraum hat auch die Zahl der zuckerkranken Menschen (Diabetes Typ 2) dramatisch zugenommen.
„Zu viel Fett und zu wenig Bewegung“ ist eine Begründung, die Sie sicherlich auch schon oft gehört haben. Doch ist das nicht seltsam? Der Fettkonsum ist stark reduziert worden, in den vergangenen Jahrzehnten sind wir von einer Fitnesswelle nach der anderen überrollt worden, trotzdem sind im gleichen Zeitraum immer mehr Menschen übergewichtig (und zuckerkrank) geworden. Auch viele andere „Zivilisationskrankheiten“, wie z. B. Bluthochdruck, Herzkrankheiten u. a. m. sind heute häufiger denn je! Nicht nur die epidemieartige Zunahme von Übergewicht, sondern auch die prekäre gesundheitliche Situation stellt eine neue, verhängnisvolle Entwicklung dar. Dies ist den meisten von uns aber gar nicht bewusst! Haben Sie selbst nicht auch schon Krankheiten als etwas „Normales“, Unausweichliches, Schicksalhaftes, als Tribut an die Zivilisation oder einfach als normale altersbedingte „Verschleißerscheinung“ angesehen, da sie so häufig auftreten?
Was ist also der Grund dafür, dass – vor allem in den westlichen Industrieländern – Übergewicht und Krankheiten epidemieartig zugenommen haben?
Was ist die Ursache für Übergewicht und Zivilisationskrankheiten?
Und was können wir/Sie dagegen tun?
Das sind entscheidende Fragen. Diesen Fragen werden wir in diesem Buch nachgehen.

Was Sie in diesem Buch erwartet/Was Sie sich erwarten können

Wenn Sie übergewichtig sind und schon einen oder mehrere Versuche unternommen haben, das überflüssige Fett loszuwerden, dann werden Sie sich wahrscheinlich fragen:
„Was bietet dieses Buch Neues?“
„Was ist anders als bei den bisherigen Ratgebern für eine Gewichtsreduktion?“
„Warum sollte es diesmal funktionieren?“

Das sind berechtigte Fragen. Damit Sie sich vorab ein Bild machen können, was Sie erwartet, geben wir Ihnen hier einen kurzen Überblick über den Inhalt dieses Buches:
Es wird heute meistens davon ausgegangen, dass Übergewicht einfach dadurch entstehe, dass wir dem Körper mehr Kalorien zuführen als wir verbrauchen. Die überschüssigen Kalorien würden dann als Fett gespeichert. Dieser Ansatz scheint klar und einfach. Auch die Lösung dieses Problems scheint in der Theorie einfach: Zunächst die überflüssigen Kilos abhungern, und dann einfach weniger essen und das Gewicht halten. Doch in der Praxis versagt diese Lösung in den allermeisten Fällen. Warum dies so ist, werden wir Ihnen im Kapitel **„Diäten“** genau erklären. Wir werden Ihnen zeigen, dass Übergewicht nicht dadurch entsteht, dass wir zu viel essen, sondern dass wir zu viel vom Falschen essen. Wir führen dem Körper mit der Nahrung zu viele Kohlenhydrate zu. Kohlenhydrate – genauer gesagt Kohlenhydratkonzentrate* wie Getreide, Kartoffeln, Reis und Zucker – sind die Ursache für Ihr Übergewicht. Sie müssen sich das so vorstellen: Kohlenhydratkonzentrate bewirken bei übergewichtigen Menschen eine Überproduktion von Insulin. Diese Überproduktion nennt man Hyperinsulinismus. Insulin ist ein Hormon, das unter anderem für die Speicherung von Nahrung sorgt. Durch den Hyperinsulinismus wird im Körper daher das Signal auf „Nahrung speichern!“ gestellt. Solange nun das Insulin den Stoffwechsel dominiert, wird der Körper gezwungen, immer mehr Fettreserven anzulegen! Zusätzlich erzeugt das viele Insulin Blutzuckerschwankungen und damit Hunger! Dies ist der Teufelskreis, den es zu durchbrechen gilt. Wir werden Sie mit diesen Vorgängen in den Kapiteln **„Die Entstehung von Übergewicht“**, **„Von guten und schlechten Futterverwertern“** und **„Warum ist es (scheinbar) so schwierig, abzunehmen?“** genau vertraut machen.
Im Kapitel **„Übergewicht ist kein harmloses Symptom - Hyperinsulinismus und Insulinresistenz“** werden wir Ihnen zeigen, dass die Störung des Insulinstoffwechsels außerdem zu einer ganzen Reihe von schweren Erkrankungen führt.
Weiters zeigen wir Ihnen anhand der **„Ernährungsgeschichte“**, wie sich unsere Vorfahren durch Hunderttausende von Jahren ernährt haben, und dass dies die Nahrung ist, an die wir genetisch angepasst sind. Schließlich

zeigen wir Ihnen in der **„Fettstory"**, wie es zu der heutigen verhängnisvollen Fehlmeinung „Fett sei schädlich und Kohlenhydrate seien gesund" gekommen ist – Sie werden ziemlich sicher überrascht sein.
Und wir bieten Ihnen auch eine Lösung an, die sowohl Ihr Gewicht reduziert als auch Ihre Gesundheit verbessert: Eine Umstellung Ihrer Ernährung, die durch Reduzierung stärkereicher Nahrungsmittel (d. h. der "komplexen" Kohlenhydrate, wie sie früher bezeichnet wurden) und von Zucker zu einer Normalisierung des Insulinspiegels führt - die kohlenhydratarme, stoffwechselgerechte Ernährung.
Wir sind der Ansicht, dass eine Ernährungsumstellung nur dann dauerhaft und somit erfolgreich durchführbar ist, wenn Sie die damit verbundenen Auswirkungen und vor allem die dadurch erzielbaren Vorteile kennen.
Das erfordert allerdings, dass Sie sich mit einer komplexen Materie - Stoffwechsel, Ernährung, u. a. m. - auseinandersetzen. Wir geben Ihnen deshalb einen kurzen Überblick in **„Nahrung und Energiegewinnung"**, um Ihnen das Verständnis der nachfolgenden Kapitel zu erleichtern.

Begleitend und unterstützend zu den medizinischen Fakten und den verstandesmäßigen Gründen, die für eine Ernährungsumstellung sprechen, bieten wir Ihnen im Kapitel **„Die mentale Umsetzung Ihrer Ernährungsumstellung – Hilfe zur Selbsthilfe"** psychologische Hilfestellungen, um sicherzustellen, dass Sie diese Änderung in Ihrem Leben auch dauerhaft schaffen.

Fremdwörter und nicht allgemein gebräuchliche Begriffe haben wir bei der ersten Verwendung mit einem Stern (*) versehen. Sie finden diese Begriffe im Glossar am Ende des Buches. Literatur- und Quellenverweise sind mittels Zahlen in Klammer angegeben (1) und unter der jeweiligen Zahl im Literaturverzeichnis zu finden.

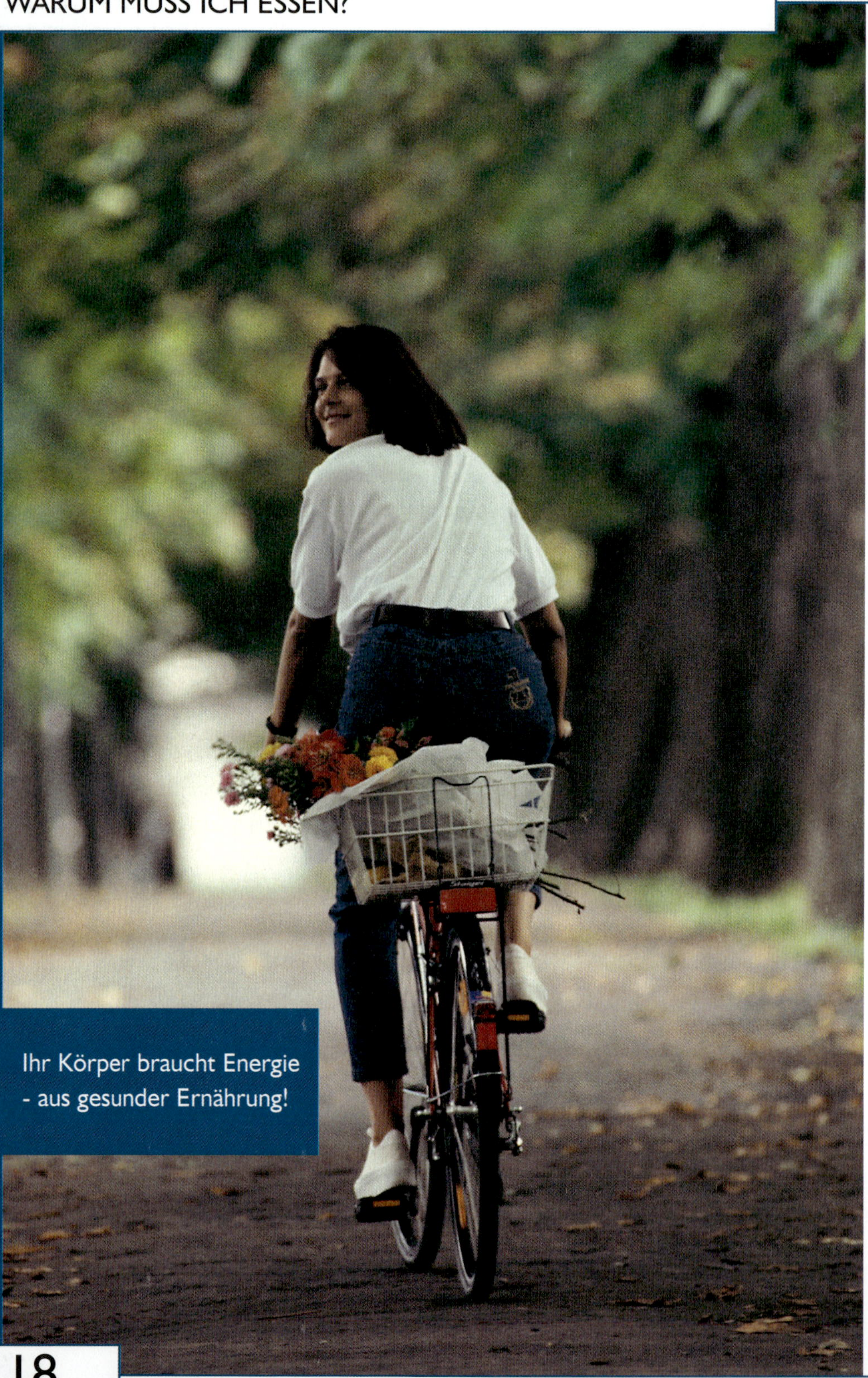

Ihr Körper braucht Energie
- aus gesunder Ernährung!

WARUM MUSS ICH ESSEN?

Nahrung und Energiegewinnung

Unser Körper braucht Energie – für die Erhaltung der Körperfunktionen, zur Wärmeproduktion und für Bewegung. Diese Energie wird aus der Nahrung gewonnen und zwar im Stoffwechsel durch Oxidation, also „Verbrennung".
Unsere Nahrung setzt sich aus drei Grundelementen zusammen: aus Eiweiß, Fetten und Kohlenhydraten. Dazu kommen noch (unverdauliche) Ballaststoffe, Mineralsalze, Vitamine, Spurenelemente u. ä.

Eiweiß ist der Hauptbestandteil von Fleisch und Fisch, von Eiern und Käse. Es kommt aber auch in Pflanzen vor. Im Darm wird das Eiweiß in Aminosäuren zerlegt.

Kohlenhydrate* sind Substanzen, die aus Zucker aufgebaut sind. Je nach Art bestehen sie aus einem oder aus mehreren Zuckermolekülen. Sie kommen hauptsächlich in Pflanzen vor, z. B. in Getreide, Kartoffeln u. s. w. Bei der Verdauung werden sie in einfache Zucker zerlegt, hauptsächlich in Glukose*. Wir werden auf die Kohlenhydrate in einem eigenen Kapitel noch ausführlich zu sprechen kommen.

Zum **Fett** zählen unter anderem **Triglyceride*** und **Cholesterin***.
Triglyceride bestehen aus Glycerin, an das drei Fettsäuren gebunden sind. Es gibt gesättigte, einfach-ungesättigte und mehrfach-ungesättigte Fettsäuren.
Triglyceride werden bei der Verdauung in ihre Bestandteile - Glycerin und Fettsäuren - zerlegt. Sie sind Bestandteil von Fleisch und Pflanzen.
Mit dem Cholesterin werden wir uns in einem eigenen Unterkapitel beschäftigen.

Unser Körper kann Energie entweder durch Verbrennung von Glukose oder durch Verbrennung von Fett gewinnen. Aminosäuren können nicht direkt in Energie umgesetzt werden, sie müssen vorher in Glukose oder in Fettsäuren umgewandelt werden.

Glukose und Fett sind sozusagen die Treibstoffe, aus denen wir Menschen Energie erzeugen.

Wie schon gesagt: Jeder Organismus hat einen gewissen täglichen Energiebedarf, der aus der Nahrung gedeckt wird – aus Fett, aus Kohlenhydraten und aus Eiweiß.

Bei gleicher Kalorienzahl kann der Anteil der verschiedenen Komponenten – Fett, Kohlenhydrate und Eiweiß – der Nahrung, die Sie täglich zu sich nehmen, ganz unterschiedlich sein.

So kann die Nahrung z. B. wenig Fett und Eiweiß enthalten - dann muss der Energiebedarf durch einen höheren Kohlenhydratanteil abgedeckt werden.
Wenn die Kohlenhydrate reduziert werden, muss der Fett- und Proteinanteil größer werden - denn es müssen dem Organismus die nötigen Kalorien zugeführt werden.
Es hängt von der Zusammensetzung der Nahrung ab, welcher Treibstoff - Glukose oder Fett - hauptsächlich zur Energiegewinnung herangezogen wird.
Die Zusammensetzung der Nahrung, die Sie zu sich nehmen, spielt - wie Sie bald sehen werden - eine wesentliche Rolle für Ihr Gewicht und Ihre Gesundheit.

Energiegewinnung aus Kohlenhydraten
Bei kohlenhydratreicher Ernährung, also unserer „modernen Zivilisationskost“, wird zur Energiegewinnung fast ausschließlich Glukose, also Traubenzucker, herangezogen.

Energiegewinnung aus Fettsäuren
Wenn mit der Nahrung jedoch nur relativ wenig Glukose aufgenommen wird, beginnt der menschliche Körper, Fett als Energieträger heranzuziehen, indem er Fett aus der Nahrung verarbeitet oder das körpereigene Speicherfett abbaut.

Unser Körper kann Fettsäuren außerordentlich gut zur Energiegewinnung nützen.

Entgegen früheren Ansichten kann auch unser Gehirn seine Energieversorgung aus Fett decken:
Man war lange Zeit der Meinung, dass Glukose der einzige Energieträger sei, den unser Gehirn nützen könne und dass es nicht ohne Glukose auskommen könne. Doch in den 70er Jahren hat die medizinische Forschung herausgefunden, dass auch unser Gehirn außerordentlich gut in der Lage ist, Fettsäuren zur Energiegewinnung heranzuziehen.
Die Fettsäuren werden zu diesem Zweck in so genannte **Ketonkörper** umgebaut.
Dazu wird der Abbau der Fettsäuren an einer bestimmten Stelle unterbrochen. Es entstehen chemische Verbindungen, eben die Ketonkörper*, und diese sind als Brennstoff außerordentlich gut geeignet. Professor George Cahill, ein hervorragender Stoffwechselexperte in Harvard, hat als Ergebnis seiner Forschungen auf dem Gebiet des Fettstoffwechsels verkündet, dass unser Gehirn Ketone besser nutzen könne als Glukose und dass Ketone ganz offensichtlich die bevorzugte Energiequelle unseres Gehirns seien (20).
Im nächsten Kapitel gehen wir der Frage nach, warum „Kalorienzählen“ meist nichts bringt.

DIÄTEN

„Wieder alles umsonst!“ oder „Warum Kalorienbeschränkung zumeist nicht wirkt“

Wenn Sie Gewichtsprobleme haben, dann haben Sie wahrscheinlich schon einige Diäten probiert und sind damit vermutlich immer wieder gescheitert. Früher haben Sie möglicherweise noch leichter abgenommen, wenn Sie wirklich gehungert haben, heute gelingt dies jedoch immer schwerer. Ihr Arzt hat Ihnen vielleicht geraten, abzunehmen, und Sie haben es mit den herkömmlichen kalorienreduzierten Diäten versucht – leider erfolglos.

Sowohl bei den heute üblichen fettarmen, kohlenhydratreichen Diäten mit verminderter Kalorienzahl als auch bei Nulldiäten kommt es nach einer mehr oder minder erfolgreichen Gewichtsabnahme bald wieder zu einer Gewichtszunahme zum alten Gewicht oder sogar noch darüber hinaus – der berüchtigte Jo-Jo-Effekt.

Ein wesentlicher Grund dafür besteht darin, dass die Voraussetzungen für eine erfolgreiche Gewichtsabnahme in diesen Fällen nicht gegeben sind. Durch die Reduktionsdiäten soll der Körper gezwungen werden, Fett abzubauen, indem ihm zu wenig oder gar keine Nährstoffe zugeführt werden. Doch der menschliche Körper verfügt über ein „Programm“, das ihn vor dem Verhungern schützen soll. Dieses Programm bewirkt, dass bei Verringerung der zugeführten Kalorienmenge der Kalorienverbrauch eingeschränkt wird, indem der Stoffwechsel „heruntergefahren“ wird.

Dieses Programm beginnt immer dann abzulaufen, wenn die Energiezufuhr vermindert wird – und zwar unabhängig davon, wie hoch das momentane Körpergewicht gerade ist.

Betrachten wir einmal die Vorgänge im Körper, wenn das Nahrungsangebot vollständig eingeschränkt wird, also bei der so genannten Nulldiät:

Nulldiät

Eine Nulldiät bedeutet enormen Stress für unseren Organismus. Der Körper startet sofort mit einem Notprogramm, um sein Überleben zu sichern, da er ja nicht weiß, wann der Nährstoffmangel beendet sein wird. Dieses Notprogramm beinhaltet ein Sparprogramm, bei dem Energie durch eine Verringerung des Kalorienverbrauchs eingespart wird. Der Organismus schaltet sozusagen auf Sparflamme.
Gleichzeitig muss für die Aufrechterhaltung der Körperfunktionen weiterhin Energie bereitgestellt werden. Da von außen keine Energie mehr zugeführt wird, werden dafür die im Körper gespeicherten Energievorräte „angezapft".
Als erstes wird bei einer Nulldiät die in Form von Glykogen* in Leber und Muskulatur gespeicherte Energie verbraucht. Dabei gehen auch größere Mengen an Wasser verloren, die an das Glykogen gebunden waren. Dies bewirkt einen anfänglichen, schnellen Gewichtsverlust von einigen Kilogramm. Dieser Gewichtsverlust wird jedoch bei Wiederaufnahme der Nahrungszufuhr sehr schnell wieder aufgeholt, da der menschliche Organismus seine Glykogenspeicher sofort wieder auffüllt.
Wenn diese Speicher leer sind, versucht der Körper zunächst, die Energieversorgung aufrechtzuerhalten, indem er Glukose aus Eiweiß erzeugt, und zwar aus körpereigenem Eiweiß. Eiweiß, das er aus der Muskulatur abbaut.
Dieser Eiweißverlust ist mit ein Grund, warum die gesundheitliche Verfassung von Menschen nach Nulldiäten häufig stark verschlechtert ist.

Der Eiweißverlust, vor allem der Eiweißverlust des Herzmuskels, bedeutet eine große gesundheitliche Gefahr.

Auf seine Fettspeicher greift der Körper erst allmählich zurück. Erst bei lang dauerndem Hungern werden größere Mengen an Fett verbrannt. Der menschliche Organismus, der bislang kohlenhydratreich ernährt wurde, braucht relativ lange, bis er - beim Hungern - auf Fettverbrennung umschalten kann, einfach deshalb, weil der ganze Stoffwechsel zu Beginn der Diät auf die Verwertung von Glukose ausgerichtet ist.
Sie sehen daraus, dass bei Nulldiäten hauptsächlich Wasser und

Elektrolyte, Glykogen und Eiweiß verloren gehen und verhältnismäßig wenig Fett.

Auch bei einer **Reduzierung der täglichen Nahrungsmenge** (z. B. FdH – „Friss die Hälfte“) beginnt der Körper mit Sparmaßnahmen, anstatt einfach auf das Fett als Energiequelle zurückzugreifen. Dies kann so weit führen, dass Abnehmwillige sogar bei einer 1000 Kcal-Diät nicht mehr abnehmen. Aber auch wenn sie einige Kilogramm herunterhungern konnten, ist es meist nicht möglich, dieses Gewicht zu halten. Nach der Rückkehr zur gewohnten Ernährungsweise und zu einer Essensmenge, die satt macht, steigt das Gewicht fast immer wieder an.

Der Hauptgrund dafür ist, dass die dem ursprünglichen Übergewicht zu Grunde liegenden Stoffwechselprobleme wieder auftreten, eine neuerliche Gewichtszunahme ist damit sozusagen „vorprogrammiert“.

Zusätzlich hat der Organismus während der verminderten Nahrungszufuhr seinen Energieverbrauch gesenkt, er hat sozusagen auf Sparflamme geschaltet. Auch nach Beendigung der Hungerkur bleibt der Grundumsatz noch länger vermindert (2,8,137). Die Gesamtsituation hat sich also verschlechtert, denn der Organismus kann jetzt nach dem Ende der Fastenkur bei Wiederzufuhr normaler Nahrungsmengen noch weniger Kalorien verbrennen als vorher.

Dieses Verhalten unseres Körpers widerlegt klar die Behauptung, dass Übergewicht auf einem Programm aus der Steinzeit beruhe: Unser Körper würde Fett einlagern, um Reserven für „Hungerzeiten“ zu haben. Wenn das überschüssige Fett tatsächlich als Notration für Hungerperioden bestimmt wäre, warum hat dann unser Körper derartige Probleme, das Fett zu verbrauchen, wenn wir hungern? Wenn die Fettreserven wirklich genetisch bedingt für diesen Zweck bestimmt wären, dann müssten beim Hungern die Kilos doch schmelzen wie der Schnee in der Sonne. Das Gegenteil ist der Fall: Beim Hungern wird nur „widerwillig“ auf Fettreserven zurückgegriffen, stattdessen wird wertvolles Eiweiß verbrannt.

Ausweg

Müssen wir uns also einfach in unser Schicksal fügen und mit Übergewicht abfinden? Gibt es keine andere Möglichkeit?
Doch, die gibt es! Diese andere Möglichkeit ist eine Diät - eigentlich eine Ernährungsumstellung -, die es dem Körper ermöglicht, sein Fett abzubauen und als Energiequelle zu nutzen und die zudem geeignet ist, die Stoffwechselstörung, unter der die meisten Übergewichtigen leiden - Insulinresistenz* und Hyperinsulinismus* - zu beseitigen:
die **stoffwechselgerechte, kohlenhydratarme Ernährung**.
Eines wollen wir schon hier vorwegnehmen: Diese Ernährung besteht aus Gemüse, Salat, Obst, Fleisch und Fleischprodukten, Fisch und Meeresfrüchten, Eiern, Milchprodukten, Beeren, Nüssen u. a. m. Von diesen Nahrungsmitteln können Sie sich satt essen. Weitgehend vermeiden müssen Sie Zucker, Kartoffeln, Getreide, Reis, Mais und Produkte, die diese eben genannten Substanzen in irgendeiner Form enthalten.
Darauf werden wir noch ausführlich zu sprechen kommen, doch noch ist es nicht so weit.
Da Ihr Stoffwechsel eine zentrale Rolle beim Ab- und Zunehmen hat, befassen wir uns zunächst einmal mit den Grundlagen des Stoffwechsels im Zusammenhang mit (Über)Gewicht.

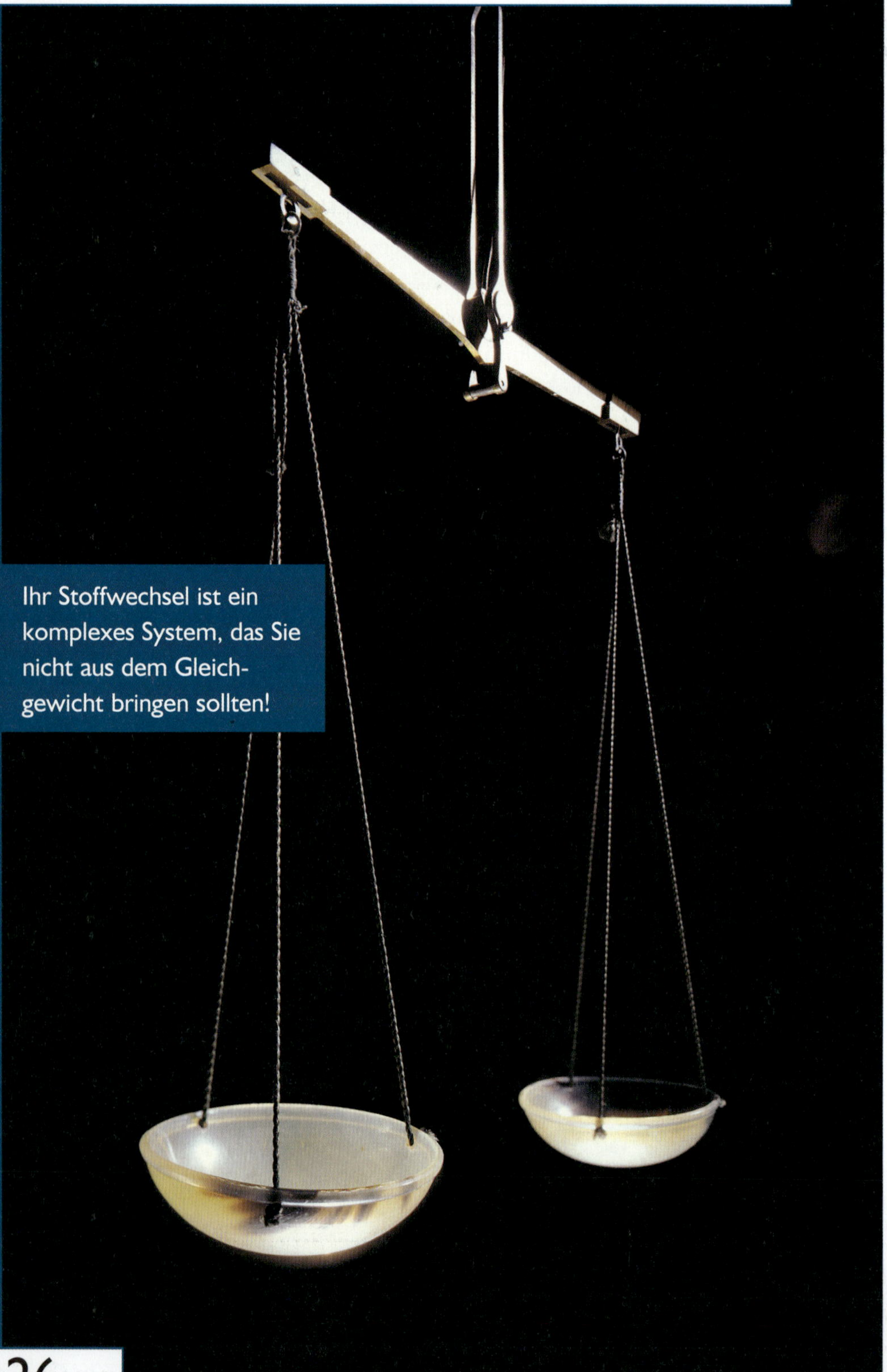

Ihr Stoffwechsel ist ein komplexes System, das Sie nicht aus dem Gleichgewicht bringen sollten!

NORMALGEWICHT ODER ÜBERGEWICHT: DER STOFFWECHSEL MACHT'S!

Was bedeutet eigentlich Stoffwechsel?
Jedes Lebewesen muss Nahrung aufnehmen, um Zellen aufzubauen und zu regenerieren und um Energie zu gewinnen. Nach der Nahrungsaufnahme erfolgt im Magen und Darm die Verdauung, d. h. die Zerkleinerung der Nahrung in ihre kleinsten Bestandteile.
Diese Bestandteile werden über die Darmwand in den Blutkreislauf aufgenommen und weiter in die Leber und in die Zellen transportiert. Dort wird die Nahrung zur Zellerneuerung oder zur Energiegewinnung weiterverarbeitet. Verdauung ist also jener Vorgang im Körper, der dem Stoffwechsel vorausgeht.

Als Stoffwechsel bezeichnet man die Weiterverarbeitung der Nahrungsbestandteile in den Zellen und ihre Umwandlung in Energie oder in körpereigene Substanzen.

In jedem Organismus kommt es ständig, Stunde für Stunde und Tag für Tag, zu Abbau- und Aufbauvorgängen: z. B. werden alte Zellen abgebaut und durch neue ersetzt, ganze Gewebe und Organe werden auf diese Weise ständig erneuert. Eine große Zahl von Enzymen und Hormonen ist mit diesem Auf- und Abbau befasst. Zwischen diesen Hormonen und Enzymen besteht ein fein ausgewogenes Gleichgewicht, so dass sich Auf- und Abbauvorgänge die Waage halten. Würde im Verhältnis zwischen Aufbau- und Abbauvorgängen eine Seite überwiegen, so würde der Organismus ständig an Gewicht verlieren oder an Gewicht zulegen.
Der menschliche Körper ist bestrebt, so gut wie alle Werte und Größen – ob das nun die Zahl der roten oder weißen Blutkörperchen, die Schilddrüsen- oder Sexualhormone, den Blutzuckerspiegel oder den Harnsäurespiegel betrifft – innerhalb von bestimmten Normbereichen zu halten. Alle diese Werte schwanken innerhalb einer meist geringen

Toleranzbreite. Größere Abweichungen sind in der Regel krankhaft und zeigen, dass im Stoffwechsel etwas nicht in Ordnung ist.
Auch unser Körpergewicht ist eine Größe, die unter normalen Bedingungen relativ konstant gehalten wird – viele Menschen halten ihr ganzes Leben lang dasselbe Gewicht. Es existiert offensichtlich ein „Bauplan", der unser Körpergewicht festlegt.
Die Erhaltung unseres Körpergewichts ist grundsätzlich abhängig von einer adäquaten Zufuhr an Nahrung zur Energiegewinnung.
Man kann diese zugeführte Energie z. B. in Kalorien messen. Der Kalorienverbrauch besteht aus dem Grundumsatz*, also jener Menge an Energie, die der Organismus für die Aufrechterhaltung der Grundfunktionen benötigt (wie z. B. Atmung, Verdauung, Herzschlag, Wärmeerzeugung) und aus der Energie, die bei Arbeit und Bewegung verbraucht wird.
Die heute oft geäußerte Meinung: „Übergewicht entsteht einfach dadurch, dass wir mehr Kalorien zuführen als wir verbrauchen" vereinfacht zu stark. Sie degradiert unseren Körper zu einer Maschine mit einem Tank: „Wenn man oben mehr einfüllt, als verbraucht wird ...". Der menschliche Körper ist aber ein sehr komplexer Organismus, der sehr wohl regulierend eingreifen kann: Wenn ein Ungleichgewicht zwischen Kalorienzufuhr und Kalorienverbrauch besteht, so kann unser Körper dies – innerhalb gewisser Grenzen – ausgleichen, indem er z. B. die Wärmeproduktion erhöht und dadurch Kalorienüberschüsse verbraucht. Oft kann man nur staunen, wie viel manche Menschen essen können, ohne zuzunehmen; zumindest eine Zeit lang.
Beim Fasten dagegen beginnt unser Körper - wie Sie schon wissen - zunehmend mehr Energie einzusparen. Auf diese Weise gelingt es unserem Organismus, sein Gewicht relativ konstant zu halten.
Grundsätzlich sollte jedoch ein Gleichgewicht zwischen Kalorienzufuhr und -verbrauch bestehen. Die Zufuhr passender Kalorienmengen wird über Hunger- und Sättigungsgefühle gesteuert. Bei Tieren funktioniert die Erhaltung dieses Gleichgewichts einwandfrei – weil Tiere Nahrung fressen, an die sie genetisch angepasst sind. Nur bei uns Menschen ist dieses System aus dem Gleichgewicht geraten – durch falsche, nicht menschengerechte Ernährung, die eine Störung des Stoffwechsels bewirkt.
Wenn der Stoffwechsel durch falsche Nahrung gestört wird, kann unser

Körper - entgegen seinem Bauplan - gezwungen sein, Fett anzulagern. Genau das ist bei einer Störung des Kohlenhydrat- und Fettstoffwechsels, verursacht durch ein Übermaß an Kohlenhydraten und Insulin, der Fall.

Die „richtige Ernährung" spielt eine wesentliche Rolle bei der Erhaltung des Gleichgewichts im Stoffwechsel, und damit bei der Erhaltung von Gesundheit und Normalgewicht.

Aber welche ist nun die gesunde, die „richtige" Ernährung? Auf diese Frage gehen wir im nächsten Kapitel genau ein.

WAS IST GESUNDE ERNÄHRUNG?

Es ist heute in allen Medien immer wieder von „gesunder“ Ernährung die Rede. Dabei bekommt man den Eindruck, dass es ganz einfach sei: Man müsse nur „gesunde“ Nahrungsmittel zu sich nehmen. Aber was ist gesund? Als gesund gelten üblicherweise Obst, Gemüse und „komplexe“ Kohlenhydrate wie Kartoffeln Reis und Getreide. Als ungesund gelten hingegen Fett und Fleisch. Auf dieser Basis ist die Zusammensetzung der heute als gesund geltenden Ernährung entstanden – doch ist diese wirklich gesund? Und ist es wirklich die richtige Ernährung für uns Menschen? Wir wollen die Antwort gleich vorwegnehmen – sie lautet “Nein“.

Die richtige Ernährung ist für jedes Lebewesen die, an die es genetisch angepasst ist.

So sind z. B. Fleischfresser an Fleisch und Pflanzenfresser an pflanzliche Nahrung angepasst. Der Stoffwechsel der jeweiligen Spezies hat sich im Laufe von Hunderttausenden oder Millionen von Jahren im Rahmen der Evolution an diese spezielle Nahrung genetisch adaptiert. Das bedeutet, dass die Nahrung so genau in das jeweilige Stoffwechselsystem passt wie ein Schlüssel ins Schloss.

Manche Tiere sind sogar so auf eine bestimmte Nahrung spezialisiert, dass sie ohne diese nicht überleben können. Ein gutes Beispiel dafür ist der Koalabär: Er ernährt sich ausschließlich von Eukalyptusblättern, ohne diese geht er zugrunde. Blätter anderer Bäume reichen ihm nicht zum Überleben: In seinen Stoffwechsel passt keine andere Nahrung.

Die passende, spezifische Nahrung ist gleichzeitig ein Garant für die Gesundheit und für das Überleben jeder Spezies. Wenn wir uns im Tierreich umsehen, finden wir bei wildlebenden Tieren nur wenige Krankheiten. Die meisten Krankheiten des Menschen - so auch das Übergewicht – kommen bei wildlebenden und somit richtig ernährten Tieren nicht vor. Dagegen wurde in zahlreichen Tierversuchen nachgewiesen, dass Änderungen der Nahrung bei Tieren – je nach Ausmaß – zu Gedeih-

und Wachstumsstörungen, Missbildungen, Fortpflanzungsstörungen und sogar zu jenen Krankheiten führen, von denen wir Menschen in zunehmendem Maße betroffen sind, wie eben von zu hohem Blutdruck, Zuckerkrankheit, Arteriosklerose, Gicht, Rheumatismus, Krebs, Übergewicht, u. s. w.

Wird die Nahrung eines Lebewesens in ihrer Zusammensetzung stark verändert und entspricht somit nicht mehr der Nahrung, an die es genetisch angepasst ist, so kommt es zu Störungen im Ablauf des Stoffwechsels. Das empfindliche Gleichgewicht wird gestört.

Bei der Frage nach der richtigen Ernährung für uns Menschen müssen wir also der Frage nachgehen, an welche Ernährung wir Menschen genetisch angepasst sind. Wir werden im Kapitel „Ernährungsgeschichte" ausführlich darauf eingehen, und Sie werden wahrscheinlich überrascht sein.
Wir haben Ihnen nun einige wesentliche Basisinformationen über den Stoffwechsel und die Energiegewinnung geliefert. Wir kommen jetzt zum Kernpunkt der Frage, wie Übergewicht entsteht:

DIE ENTSTEHUNG VON ÜBERGEWICHT

Übergewicht ist – wie wir schon in der Einleitung festgestellt haben – ein immer größer werdendes Problem. Es hat noch nie so viele übergewichtige Menschen gegeben wie heute; und die Tendenz ist weiterhin steigend. Was ist die Ursache dafür, dass Menschen stetig an Gewicht zulegen, ohne auf Dauer gesehen etwas dagegen tun zu können? Dass Menschen Gewicht zulegen, obwohl sie gar nicht das Gefühl haben, zu viel zu essen, ja manchmal sogar das Gefühl haben, sich gar nicht richtig satt essen zu können? Ein Freund von uns hat es einmal so ausgedrückt: „Ich nehme schon zu, wenn ich das Fettgedruckte in der Zeitung lese!"
Der Grund für die scheinbar unbeherrschbare Gewichtszunahme ist bei den allermeisten Übergewichtigen, dass ein machtvolles Hormon am Werk ist: das **Insulin**.
Insulin ist ein wichtiges Hormon im menschlichen Körper und verursacht keine Probleme, solange es in der richtigen Menge vorhanden ist. Bei übergewichtigen Menschen ist dies meist nicht der Fall.

Übergewichtige Menschen produzieren zu viel Insulin! Dies ist die Hauptursache für Gewichtszunahme.

Natürlich gibt es auch eine Gewichtszunahme als Folge von chronischem Überessen (z. B. „Frustessen"). Doch in den allermeisten Fällen ist die Überproduktion von Insulin die Ursache der stetigen Gewichtszunahme. Wir werden Sie nun mit den wichtigsten Eigenschaften des Insulins vertraut machen, damit Sie die Wirkung von diesem Hormon im Zusammenhang mit Übergewicht verstehen können.

Insulin – das Hormon, das Sie dick macht

Insulin ist ein außerordentlich wichtiges Stoffwechselhormon. Sie haben vom Insulin wahrscheinlich schon im Zusammenhang mit Zuckerkrankheit (Diabetes) gehört.

Das Insulin ist ein Eiweißkörper (Protein*) und besteht aus einer langen Kette von Aminosäuren. Es wird in den ß-Zellen* der Bauchspeicheldrüse produziert und von dort bei Bedarf ins Blut abgegeben. Wenn die Bauchspeicheldrüse kein Insulin produziert, entsteht der Typ–1–Diabetes.

Von seiner Grundwirkung auf den Stoffwechsel her ist das Insulin für die Speicherung von Nahrung und damit von Energie in Form von Glykogen und Fett verantwortlich, gleichzeitig hemmt es den Abbau von Fett (135).

Insulin wird immer dann ins Blut ausgeschüttet, wenn der Blutzuckerspiegel durch Nahrungsaufnahme angestiegen ist, um den Blutzuckerspiegel wieder zu senken.

Wir nennen Ihnen hier die wichtigsten Aufgaben des Insulins im Überblick:
Insulin dient
1. dem Transport von Glukose in die Zellen: Insulin dient quasi als „Schlüssel“ und transportiert die Glukose (also den „Blutzucker“) durch „Türen“ in der Zellwand ins Zellinnere, damit die Glukose in der Zelle zur Energiegewinnung verbrannt werden kann. Ohne die Hilfe von Insulin ist die Aufnahme von Glukose in die Zellen nicht möglich.
2. der Speicherung der Glukose: Unser Körper kann nur eine begrenzte Menge an Glukose speichern und zwar als Glykogen in der Leber und in der Muskulatur. Sind die Glykogenspeicher voll, kommt die nächste Aufgabe des Insulins zur Wirkung.
3. der Umwandlung von Glukose in Fett: In den Zellen wird nur so viel Glukose verbrannt, wie der Körper gerade an Energie benötigt. Ein Teil wird als Glykogen gespeichert. Weitere Glukoseüberschüsse werden durch das Insulin in Fett umgewandelt und im Fettgewebe eingelagert.
4. der Speicherung von Fett und der Hemmung des Fettabbaus: Insulin ist ein „Speicherhormon“, außerdem hemmt es sehr wirkungsvoll den Fettabbau und damit das „Abnehmen“.
Wie schon oben erwähnt, wird Insulin immer dann ausgeschüttet, wenn der Blutzucker in Folge einer kohlenhydratreichen Mahlzeit ansteigt. Und

Kohlenhydrate spielen auch die entscheidende Rolle bei der Entstehung von Übergewicht, wie wir Ihnen bald zeigen werden.
Zum besseren Verständnis geben wir Ihnen einen kurzen Überblick, was man unter dem Begriff „Kohlenhydrate“ versteht.

Kohlenhydrate – Zucker und Co.

Kohlenhydrate sind Kohlenwasserstoffverbindungen: Aus Kohlenstoff und Wasserstoff werden Ketten von unterschiedlicher Länge gebildet. Abhängig von der Länge der Kette entstehen verschiedene Zuckerverbindungen: Einfachzucker, Zweifachzucker und Vielfachzucker.
Zu den wichtigsten Nahrungskohlenhydraten gehören der **Industriezucker**, die **Stärke** und die in der Nahrung enthaltenen, praktisch unverdaulichen Fasern.

1. Einfachzucker

Die wichtigsten **Einfachzucker** sind
der **Traubenzucker** (im Blut als „Blutzucker“)
der **Fruchtzucker** und
der **Milchzucker**.
Der Traubenzucker wird auch als Glukose, der Fruchtzucker als Fruktose und der Milchzucker als Galaktose bezeichnet.

2. Zweifachzucker

Der wichtigste **Zweifachzucker** ist der **Rohrzucker**, also unser **Industriezucker**.
Es ist egal, ob es sich dabei um weißen oder braunen Zucker handelt. Der Rohrzucker besteht aus je einem Molekül Glukose und einem Molekül Fruktose und wird im Darm in eben diese Bestandteile aufgespaltet.

3. Vielfachzucker

Vielfachzucker bestehen aus einer langen Kette von aneinander gebundenen Traubenzuckermolekülen. Der wichtigste Vielfachzucker in der Nahrung ist die **Stärke**. Wir unterscheiden pflanzliche und tierische Stärke.

3.1. Pflanzliche Stärke:
Pflanzliche Stärke ist der Hauptbestandteil von Getreide, Kartoffeln und Reis. Stärke hat eine große Bedeutung in der menschlichen Ernährung erlangt.

3.2. Tierische Stärke:
Glykogen wird als tierische Stärke bezeichnet. Es besteht ebenfalls aus einer langen Kette von Traubenzuckermolekülen. Blutzucker kann als Glykogen in kleinen Mengen in der Leber und in der Muskulatur des Menschen (und der Säugetiere) gespeichert werden.

Glykogen ist also die Speicherform des Blutzuckers.

Sowohl Rohrzucker als auch Stärke werden bei der Verdauung im Darm in ihre Bestandteile aufgespaltet, also in Einfachzucker zerlegt. Rohrzucker ergibt demnach Fruktose und Glukose, Stärke nur Glukose.
Was aber passiert in unserem Stoffwechsel, wenn wir Industriezucker oder Stärke (Getreide, Reis, Kartoffeln) essen?
Nach der Aufspaltung im Darm wird die Glukose (und auch die Fruktose) von der Darmwand schnell aufgenommen und gelangt so ins Blut. Dies erhöht den Blutzuckerspiegel.

Sie sehen daraus, dass es für den Stoffwechsel keinen wesentlichen Unterschied macht, ob Sie Zucker oder Stärke essen. Nach der Verdauung entsteht jeweils Einfachzucker. Auch hinsichtlich der Blutzuckerreaktion bestehen keine wesentlichen Unterschiede.

Der erhöhte Blutzuckerspiegel reizt die ß-Zellen der Bauchspeicheldrüse und veranlasst sie, **Insulin** auszuschütten. Normalerweise wird von den ß-Zellen nur so viel Insulin ins Blut ausgeschüttet, wie gerade benötigt wird. Es besteht also eine feine Abstimmung zwischen Blutzuckeranstieg und Insulinausschüttung. Bei übergewichtigen Menschen ist diese Feinabstimmung aber nicht mehr gegeben. Schon geringe Mengen an Kohlenhydraten verursachen eine überschießende Ausschüttung von Insulin. Diese Stoffwechselstörung wird als **Hyperinsulinismus** bezeichnet. Sie ist die Hauptursache der Entstehung von Übergewicht.

Zu viel Insulin - Hyperinsulinismus

Durch zahlreiche wissenschaftliche Untersuchungen und Publikationen ist heute klar erwiesen, dass praktisch alle Menschen mit stärkerem Übergewicht an einer krankhaften Überproduktion und einer übermäßigen Ausschüttung von Insulin leiden (37,43,80,114). Dies wird als **Hyperinsulinismus** bezeichnet.

Übergewichtige Menschen produzieren zu viel Insulin!

Der Hyperinsulinismus ist der Schlüssel zum Verständnis der Entstehung von Übergewicht.
Dieses Phänomen ist in der Medizin schon seit langem bekannt, man hat aber lange geglaubt, dass der Hyperinsulinismus als Folge des Übergewichts entsteht.
Neuere Studien haben jedoch gezeigt, dass der Hyperinsulinismus schon ganz früh, in der Anfangsphase, wenn die Gewichtszunahme gerade beginnt, vorhanden ist (168,169,171).
Zuerst kommt es also zum Hyperinsulinismus und **als Folge davon zur Entstehung von Übergewicht!**
Wenn man von diesem Ablauf ausgeht, ist die Entstehung von Übergewicht leicht verständlich: Insulin ist ein Speicherhormon, dessen Hauptaufgabe es ist, Nahrung in Form von Fett und Glykogen zu speichern!

Bei Menschen mit Hyperinsulinismus werden nach kohlenhydratreichen Mahlzeiten enorme Mengen an Insulin ausgeschüttet. Der Körper wird überschwemmt von Insulin und dieses Hormon entfaltet jetzt seine Hauptwirkung: die Speicherung von Fett.

Der hohe Insulinspiegel ist ein Befehl für den Körper. Dieser Befehl lautet: „Nahrung speichern!" Die hormonelle Weichenstellung des Körpers ist jetzt, Energie in Form von Fett zu speichern und dessen Abbau zu hemmen. **Dies ist der Hauptgrund für Gewichtszunahme.** Es ist wie mit einem Computer: Wenn Sie Ihrem PC den Befehl „Speichern" eingeben, so wird er dies tun. (Hoffentlich!) Auf genau dieselbe Art und Weise gibt das viele Insulin Ihrem Körper den Befehl „Fett speichern". (Leider, in diesem Fall!) Auch wenn Sie sich bemühen, alles richtig zu machen, weniger zu essen, ja selbst wenn Sie mehr Sport betreiben:

Der Wirkung des Speicherhormons können Sie - ohne geeignete Ernährungsumstellung – auf Dauer nicht entrinnen!

Sie kennen jetzt die Hauptursache für die Entstehung von Übergewicht, aber noch nicht die Gründe dafür: Warum kommt es zu einer Überproduktion von Insulin? Warum beginnen die ß-Zellen, abnorm viel Insulin auszuschütten?
Die Antwort darauf ist einfach:
Weil sie darauf trainiert worden sind. Die **dauernde Zufuhr von Kohlenhydraten** reizt die ß-Zellen immer wieder zur Produktion von größeren Mengen an Insulin. Diese dauernde Reizung der ß-Zellen, die insbesondere bei der heutigen extrem kohlenhydratreichen Ernährung ständig passiert, ist ein Effekt, auf den die ß-Zellen nicht vorbereitet sind und der Folgen hat: **Sie beginnen sich zu vergrößern** (181).
Dieser Vorgang ist im Tierversuch - an Ratten, die mit Zucker gefüttert und hyperinsulinämisch und übergewichtig wurden - eindeutig nachgewiesen. Auch feingewebliche Untersuchungen der ß-Zellen von stärker übergewichtigen Menschen haben eine solche Vergrößerung („Hypertrophie") der ß-Zellen gezeigt (93,110). Es ist wie beim Muskeltraining: Einer ständigen Belastung passt sich der Muskel durch Größenzunahme an. Genau so reagieren auch die ß-Zellen. Das Problem daran ist: Die Feinabstimmung der vergrößerten ß-Zellen stimmt nicht mehr. Bereits die Zufuhr geringer Mengen an Kohlenhydratkonzentraten führt zur Ausschüttung enormer Mengen an Insulin (70,80,114).
Wie wir Ihnen im Kapitel „Ernährungsgeschichte" noch zeigen werden, war der Einfluss der Nahrung unserer Vorfahren auf die Insulinproduktion während Millionen von Jahren, als Jäger und Sammler, minimal.
Vor 10.000 Jahren hat sich die Situation durch die Einführung des Getreides verändert.
Ganz dramatische Auswirkungen hat aber erst die Aufnahme von Zucker, Weißmehl und Kartoffeln vor etwa 200 Jahren mit sich gebracht. Dadurch

sind Nahrungsmittel entwickelt worden, die zu einer noch nie da gewesenen Belastung der ß-Zellen geführt haben:
Es hat sich nämlich in wissenschaftlichen Untersuchungen herausgestellt, dass der Einfluss der Nahrungskohlenhydrate auf den Blutzuckerspiegel und die Insulinproduktion unterschiedlich ist. **Es gibt Kohlenhydrate, die einen besonders ausgeprägten Blutzuckeranstieg verursachen und damit zu einer besonders starken Reizung der ß-Zellen führen.** Dies bringt uns zu einem wichtigen Begriff, der im letzten Jahrzehnt zunehmend Bedeutung erlangt hat: dem **Glykämischen Index.**

Gesunde und ungesunde Kohlenhydrate - der Glykämische Index

Art und Menge der Kohlenhydrate in unserer Nahrung haben einen erheblichen Einfluss auf die Blutzuckerreaktion und die Insulinausschüttung.

Die frühere Auffassung war, lediglich **Zucker** werde rasch aus dem Darm in die Blutbahn aufgenommen, und dadurch werde der Blutzuckerspiegel stärker angehoben. Von der **Stärke** hingegen hat man angenommen, dass es länger dauere, bis die langen Glukoseketten im Darm aufgespaltet werden, dass die Stärke daher langsamer in den Körper aufgenommen werde und somit den Blutzuckerspiegel weniger stark beeinflusse. Deshalb wurden stärkehaltige Nahrungsmittel, wie Kartoffeln, Getreide und Reis, für gesund gehalten. (Diese Nahrungsmittel werden heute häufig als **„komplexe“ Kohlenhydrate** bezeichnet.)
Heute, nach der exakten Erforschung des Einflusses der verschiedenen Kohlenhydrate auf den Blutzuckerspiegel, wissen wir es besser.
Die Blutzuckerreaktion verschiedener kohlenhydrathaltiger Nahrungsmittel ist genau gemessen und in Form des **Glykämischen Index (GI)** katalogisiert worden. Dieser Glykämische Index ist eine ganz wesentliche Neuerung in der Ernährungsthematik, denn er erlaubt eine neue Beurteilung der verschiedenen kohlenhydrathaltigen Lebensmittel hinsichtlich ihres Einflusses auf den Stoffwechsel. Sowohl die Insulinausschüttung als auch die Belastung der ß-Zellen der Bauchspeicheldrüse sind davon betroffen.

Im übertragenen Sinne ist somit eine Einteilung in „gute“ und „schlechte“ Kohlenhydrate erfolgt.

Je schneller und höher der Blutzuckerspiegel ansteigt, desto mehr Insulin wird ins Blut abgegeben und desto stärker werden die ß-Zellen gereizt.

Der Glykämische Index spiegelt die Höhe und Dauer des Blutzuckeranstiegs wieder. Je stärker die Reaktion, desto höher der GI.

Die Tabelle des GI ist so aufgebaut, dass der Höhe des Blutzuckeranstiegs, der durch reine Glukose verursacht wird, die Zahl 100 zugeordnet ist. Diese Zahl 100 ist die Bezugsgröße im GI. Für jedes Lebensmittel ist der Blutzuckeranstieg in einer Prozentzahl angegeben. Vereinfacht dargestellt kann man sagen: Ein Glykämischer Index von 35 bedeutet, dass das betreffende Nahrungsmittel etwa 35 % des Blutzuckeranstiegs von Glukose erreicht.
Ein GI über 70 gilt als hoch, zwischen 55 und 70 als mittel und unter 55 als niedrig.

Der Glykämische Index kohlenhydrathaltiger Nahrungsmittel

Hoher Glykämischer Index (71 bis 100):	**Mittlerer Glykämischer Index (55 – 70):**	**Niedriger Glykämischer Index (bis 54):**
Glukose (Traubenzucker)	Eiscreme	Apfel und ungezuckerter Apfelsaft
Kartoffeln	Haferflocken	Marille/Aprikose
Pommes frites	Bananen	Birne
Kartoffelpüree (Packerl)	Pumpernickel	Erdbeeren
Kartoffelchips	Vollkornbrot	Grapefruit
Weißbrot, Semmeln und Brötchen	Rote Bete/Rüben	Kirsche
Cornflakes	Rosinen	Orange
Popcorn	Ungezuckerte Fruchtsäfte (frisch oder abgepackt)	Pfirsich
Geschälter Reis und Instantreis	Kiwi	Pflaume
Zucker	Mango	Trauben
Gezuckerte Sport- und Energiegetränke	Papaya	Hülsenfrüchte (Bohnen, Erbsen, Linsen)
Gezuckerte Limonaden und Cola-Getränke	Ananas	Milchprodukte (Milch, Joghurt, Schlagobers/Sahne, Käse ...)
Salzstangerl	Wassermelone	Hartweizen-Teigwaren
Datteln	Tortellini	Nüsse
Kürbis	Fertigmüsli	die meisten Gemüsesorten
Kekse		die meisten Salatsorten
Mais		Bitterschokolade mit hohem Kakaoanteil
Bier		
Weichweizen-Teigwaren		

Nach: Brand-Miller J, Wolever TMS, Colagiuri S, Foster-Powell K: The Glucose Revolution. New York: Marlowe & Company, 1999.

Nahrungsmittel, die keine Kohlenhydrate enthalten, (Fleisch, Eier, Fette und Fisch) haben natürlich keinen Glykämischen Indexwert, da sie keinen Blutzuckeranstieg verursachen.

Sie sehen, dass z. B. Industriezucker, Cornflakes, Cola-Getränke, Kartoffeln, Brotsorten aus Auszugsmehl und geschälter Reis einen hohen GI, Vollkornbrot sowie ungeschälter Reis einen mittleren, die meisten Gemüsesorten und viele Früchte einen relativ niedrigen GI haben.
Der GI hängt ab

- von der Menge der enthaltenen Kohlenhydrate und
- von der Geschwindigkeit, mit der diese Kohlenhydrate im Darm aufgespaltet und ins Blut aufgenommen werden können.

Diese hängt wiederum ab

- von der Art der Zubereitung (Kochen, Backen, etc.)
- von der industriellen Verarbeitung (Bearbeitung von Getreide und Reis, Fertigprodukte, etc.)

Durch unterschiedliche Zubereitung oder Verarbeitung werden die Stärkemoleküle unterschiedlich aufgeschlossen, so dass sie im Darm verschieden schnell aufgenommen werden können.
Ein gutes Beispiel für GI-Unterschiede auf Grund der Art der **Zubereitung** ist die Kartoffel: Kartoffeln, die mit der Schale gekocht werden, haben einen GI von etwa 75, Kartoffelpüree hat einen GI von 90 und Pommes frites und gebackene Kartoffeln einen GI von 95, also einen fast so hohen GI wie Glukose.
Das beste Beispiel für GI-Unterschiede auf Grund der industriellen **Verarbeitung** ist das Mehl:
Das Vollkorn besteht aus einem Mehlkörper, der die Stärke enthält, dem Keimling, der reich an Fett und Vitaminen ist, und den Randschichten, die Mineralstoffe und Faserstoffe enthalten.
Vollmehl enthält alle Bestandteile, beim Auszugsmehl werden der Keimling und die Randschichten entfernt (dadurch wird das Mehl länger haltbar). Dies hat aber entscheidende Auswirkungen auf den GI: Brot und Gebäck aus **Auszugsmehl**, egal ob Weißbrot, Graubrot oder Schwarzbrot, ob aus Roggen- oder Weizenmehl, haben einen hohen GI bis zu 90. Auch Produkte aus Auszugsmehl, wie z. B. manche Cornflakes und Teigwaren, haben einen GI zwischen 75 und 85. Der Grund dafür ist,

dass durch die Entfernung der Randschicht des Korns die schwerer verdaulichen Ballaststoffe und Fasern fehlen, so dass das Auszugsmehl im Darm sehr schnell aufgespaltet und in die Blutbahn aufgenommen werden kann.
Vollkornmehl wird dagegen eben wegen seines Gehaltes an Fett, Fasern und Ballaststoffen langsamer aufgespaltet und hat daher einen mittleren GI von ca. 55.
Gleiches gilt für **Reis**: Während ungeschälter Naturreis einen GI von etwa 55 hat, erreichen die geschälten Sorten – abhängig davon, wie lange sie gekocht werden – einen GI von bis zu 85.
Gekochter **Mais** hat einen GI von etwa 70, Popcorn dagegen von 85.

Dies dürfte wohl der entscheidende Grund sein, warum Vollkornprodukte und Vollreis sich als relativ gesünder als Produkte aus Auszugsmehl erwiesen haben.

Industriezucker
Sie werden sich vielleicht wundern, dass unser Haushaltszucker einen niedrigeren GI aufweist als z. B. Auszugsmehl. Dies liegt an seinem chemischen Aufbau:
Wie wir schon aufgezeigt haben, ergibt Rohrzucker bei seiner Aufspaltung im Darm ein Molekül Glukose und ein Molekül Fruktose. Fruchtzucker (Fruktose) hat einen sehr geringen GI von 23! Der Grund dafür liegt darin, dass der menschliche Körper Fruchtzucker und auch Milchzucker (Galaktose) nicht direkt verwerten kann. Fruktose und Galaktose werden zunächst von der Leber aufgenommen und müssen dort erst in Glukose umgewandelt werden. Dies erfolgt ziemlich langsam. Auf dieser Basis ist der niedrigere GI von Rohrzucker im Vergleich zu Glukose und auch zu Auszugsmehl verständlich.

Entscheidend für Ihr Körpergewicht und Ihre Gesundheit ist die Menge an Glukose, die bei der Verdauung der jeweiligen kohlenhydrathaltigen Nahrungsmittel entsteht, und deren Glykämischer Index.

Wir haben die kohlenhydrathaltigen Nahrungsmittel in 3 Gruppen unterteilt:

1. Kohlenhydrathaltige Nahrungsmittel mit hohem Glukosegehalt und hohem Glykämischem Index

Diese Gruppe enthält
- Zucker
- Produkte, die relativ viel Zucker enthalten, wie z. B. Süßspeisen und gezuckerte Limonaden
- Kartoffel
- Honig
- Produkte aus Auszugsmehl, z. B. viele Brotsorten, Gebäck, Zwieback, Cornflakes
- viele Müslisorten (vor allem, wenn sie gezuckert sind)
- Mais und Popcorn
- geschälten Reis

Dies sind die Hauptverursacher von Übergewicht und sollten unbedingt gemieden werden!
Hauptverursacher von Übergewicht deshalb, weil diese Kohlenhydrate einen **schnellen und hohen Blutzuckeranstieg** verursachen, ebenso eine entsprechend **schnelle, starke Insulinausschüttung** besonders bei Menschen mit Hyperinsulinismus.

Diese schnelle Verarbeitung der Glukose bewirkt auch, dass Energie nach kohlenhydratreichen Mahlzeiten nur relativ kurz zur Verfügung bleibt. Der Blutzuckerspiegel wird schnell wieder abgesenkt. Dies erzeugt schon bald nach den Mahlzeiten neuerliche „Energielosigkeit“ und dadurch wieder das Signal: Hunger! Es bedeutet, dass bei kohlenhydratreicher Kost mehr Nahrung (=Energie) zugeführt wird, als eigentlich erforderlich ist.

2. Kohlenhydrathaltige Nahrungsmittel mit hohem Glukosegehalt und mittlerem Glykämischem Index

In dieser Gruppe sind
- Vollkornbrot
- ungeschälter Reis
- ungezuckerte Fruchtsäfte
- viele Tropenfrüchte

Mit Produkten aus dieser Gruppe sollten Sie sparsam umgehen!

3. Kohlenhydrathaltige Nahrungsmittel mit niedrigem Glukosegehalt und niedrigem Glykämischem Index

In diese Gruppe fallen
- Salat
- Gemüse
- die meisten heimischen Obstsorten
- Milchprodukte
- Pilze
- Nüsse

Dies sind die für uns Menschen geeigneten Kohlenhydratquellen!

Für Nahrungsmittel, die bei der Verdauung viel Glukose ergeben und für einen raschen und hohen Blutzuckeranstieg sorgen, haben wir die Bezeichnung **Kohlenhydratkonzentrate** gewählt.
Es sind dies **Zucker, Kartoffeln, Produkte aus Auszugsmehl, Mais und geschälter Reis**. Dies sind die „schlechten" Kohlenhydrate, die Sie dick und krank machen!

Die Gesamtmenge an Kohlenhydraten in einer Mahlzeit wird als Glykämische Ladung (GL) bezeichnet.
Der **Glykämische Index** und die **Glykämische Ladung** spielen bei der Entstehung **ernährungsbedingter Erkrankungen** eine bedeutende Rolle.

Mit der heute - zu Unrecht - als gesund geltenden fettarmen, kohlenhydratreichen Ernährung werden große Mengen an Kohlenhydratkonzentraten in Form von Kartoffeln, Produkten aus Auszugsmehl, Reis, Mais und so weiter konsumiert.
Dazu kommen aber heute bei vielen Menschen auch noch große Mengen an Zucker, die durch Süßigkeiten, vor allem aber durch zuckerhaltige Getränke (zuckerhaltige Limonaden, Cola-Getränke, Fruchtsäfte, Fruchtnektar, „Sportlergetränke“ u. a. m.) zugeführt werden. Dieser **Zuckermissbrauch** ist den meisten Menschen gar nicht bewusst. Nicht nur, dass mit dem vielen Zucker große Mengen an überflüssigen Kalorien aufgenommen werden, die enormen Mengen an Kohlenhydratkonzentraten, die aus dieser Fehlernährung resultieren, „überschwemmen“ den Organismus geradezu mit Glukose, die er nicht brauchen kann und reizen die ß-Zellen, bis sie sich vergrößern und übermäßig viel Insulin produzieren.
Der daraus entstehende Hyperinsulinismus ist jedoch nicht die einzige Folge der falschen Ernährung. Der negative Entwicklungsprozess geht noch weiter. Hyperinsulinismus führt fast immer zu einer Verminderung der Wirkung des Insulins (26,170,171). Diese Störung wird als **Insulinresistenz** bezeichnet.

Der Körper wehrt sich - Insulinresistenz

Wie ist dieses Phänomen zu verstehen? Wie Sie bereits wissen, wird durch das Insulin Glukose in die Zellen eingeschleust.
Der Hyperinsulinismus bewirkt, dass große Mengen an Glukose aus dem Blut in die Zellen verfrachtet werden.
Diese großen Mengen an Glukose können von den Zellen kaum mehr verarbeitet und verbrannt werden. Überschüsse können in Fett umgewandelt und im Fettgewebe deponiert werden.
Zusätzlich aber wird durch das viele Insulin Fett aus der Nahrung ins Fettgewebe transportiert und dort gespeichert. Dies ist die Phase, in der eine rasante Gewichtszunahme erfolgt (13,139,143,176).
(So gesehen spielt die Menge an Fett in der Nahrung schon eine Rolle: Der Hyperinsulinismus ist der "Motor", der die Speicherung von Fett

antreibt. Der landläufige Irrtum dabei: Die Reduzierung von Fett in der Nahrung sei die Lösung. **Das Fett in der Nahrung zu reduzieren ist keine Lösung,** weil der Hyperinsulinismus trotzdem weiter besteht. Hyperinsulinismus bringt aber sehr ernste Problem mit sich, wie wir gleich zeigen werden.)

Mit der Zeit beginnen die Körperzellen, allen voran die Muskelzellen, sich zu wehren, indem sie die Insulinrezeptoren, also die „Türen", durch die die Glukose mit Hilfe des Insulins in die Zellen eingeschleust wird, reduzieren. Sie machen sozusagen als Schutzmechanismus „die Luken dicht". Die Zellen sind **insulinresistent** geworden. Jetzt kann von der Muskulatur viel weniger Glukose aufgenommen und verbrannt werden. Es scheint, dass mit der zunehmenden Insulinresistenz die Gewichtszunahme verlangsamt wird (71,143).

Man kann sich die Insulinresistenz als eine Art Schutzmechanismus vorstellen. Er soll verhindern, dass ständig große Mengen an Blutzucker in die Zellen verschoben werden und dadurch der Blutzuckerspiegel gefährlich absinkt.

Gesundheitlich wird die Situation dadurch aber umso brisanter. Für den Körper wird es schwieriger, die nach den Mahlzeiten vorhandene Glukose aus dem Blut zu entfernen. Damit droht der Blutzuckerspiegel zu entgleisen. Um dies zu verhindern, veranlasst der Körper die Bauchspeicheldrüse, noch mehr Insulin auszuschütten.

Hyperinsulinismus und Insulinresistenz verstärken einander also wechselseitig: Der hohe Insulinspiegel verstärkt die Insulinresistenz, die verstärkte Insulinresistenz verlangt wiederum noch mehr Insulin, um den Blutzuckerspiegel im Normbereich zu halten.

Schließlich entstehen dauerhaft erhöhte Insulinspiegel (52,69).

Kohlenhydratreiche Mahlzeiten, besonders solche mit hohem Glykämischem Index, führen zur Ausschüttung von viel Insulin und wirken sich besonders negativ auf den Hyperinsulinismus und die Insulinresistenz aus.

Heißhunger/“Fressanfälle“

Eine starke Insulinausschüttung, wie sie bei Hyperinsulinismus gegeben ist, wirkt sich nachhaltig auf das Essverhalten aus: Der Anstieg des Insulinspiegels allein führt zu **Hunger und Gier nach Kohlenhydraten** (172). Dazu kommt aber auch noch, dass als Folge des Hyperinsulinismus einige Stunden nach den Mahlzeiten der Blutzuckerspiegel absinken kann (5,13,91). Dieses Absinken des Blutzuckerspiegels löst **Heißhungerattacken** aus, kann aber auch noch andere Symptome verursachen. Wahrscheinlich kennen Sie diese: Schwächegefühl, Zittern, Müdigkeit, manchmal verstärkte Reizbarkeit oder depressive Stimmungen gehören zur Symptomatik. Wenn Sie den Heißhunger mit der Zufuhr von neuen Kohlenhydraten stillen, bessern sich die Symptome, aber gleichzeitig beginnt der ganze Kreislauf wieder von vorn: Blutzuckeranstieg – überschießende Insulinausschüttung.

Sie sehen, dass gesteigerter Appetit seine Ursache in einem gestörten Stoffwechsel haben kann und dass Gewichtszunahme häufig nicht durch mangelnde Beherrschung der Betroffenen entsteht, sondern dass Übergewichtige Opfer ihrer Stoffwechselstörung sind.

Die weltweite Zunahme von Übergewicht – ein unerklärliches Phänomen?

Die hier aufgezeigten Ursachen für die Entstehung von Übergewicht machen ein Phänomen unserer Zeit verständlich: die in allen Industrieländern und neuerdings sogar in Entwicklungsländern registrierte, „unerklärliche“, epidemieartige Zunahme von Übergewicht bis hin zur Fettsucht (101). Die heute übliche kohlenhydratreiche Ernährung hat, zusammen mit dem enormen Zuckerkonsum, bei vielen Menschen zu einer krankhaften Vergrößerung der ß-Zellen, zum Hyperinsulinismus und in weiterer Folge zu Übergewicht geführt – und tut es immer noch.

Dass Kohlenhydrate dick machen, ist aus der Tierzucht, z. B. aus der Rinder- und Schweinezucht, bekannt. Man spricht hier sehr zutreffend von der **„Kohlenhydratmast“**. Auch die Gänseleber wird durch Kohlenhydrate erzeugt: Durch das „Stopfen“ der Gänse mit großen Mengen an Mais – im Übrigen eine unvorstellbare Tortur für die Gänse – kommt es neben einer allgemeinen Gewichtszunahme auch zu einer (krankhaften) Verfettung der Leber.
Wir haben Ihnen jetzt dargelegt, wie Übergewicht durch falsche Ernährung entsteht. Eine naheliegende Frage wäre jetzt: „Hat das Fett denn keinen Einfluss auf das Gewicht?“ Die Antwort auf diese Frage erhalten Sie im Kapitel „Die Fettstory“.

Fassen wir, zum leichteren Verständnis, den Entstehungsmechanismus des Übergewichts und seiner Ursachen kurz zusammen:

Die stetige Zufuhr von **Kohlenhydraten mit hohem Glykämischem Index** (Zucker, Kartoffeln, Auszugsmehl, Mais und geschältem Reis) führt mit der Zeit zu einer **Vergrößerung der ß-Zellen**, zum **Hyperinsulinismus** und in weiterer Folge meist zur **Insulinresistenz**. Der durch die Stoffwechselstörung bedingte hohe Insulinspiegel zwingt den Körper dazu, Nahrung in Form von Fett zu speichern: **Übergewicht** entsteht (181).
Mit eine Rolle spielt heute sicherlich auch der Zuckermissbrauch, durch den große Mengen an Kalorien zugeführt und dann als Fett abgelagert werden (176).

Wenn Kohlenhydrate also dick machen, warum werden dann nicht alle Menschen, die viel Getreide, Kartoffeln, Reis und Zucker essen, dick? Eine berechtigte Frage, mit der wir uns im nächsten Kapitel beschäftigen.

VON GUTEN UND SCHLECHTEN FUTTERVERWERTERN

Warum neigen manche Menschen zum Dickwerden und andere nicht?
Sie kennen solche Leute sicher auch: Diese Menschen können essen, was und scheinbar soviel sie wollen, und nehmen nicht zu. Volkstümlich werden sie als schlechte Futterverwerter bezeichnet. Sie selbst als „guter Futterverwerter" hingegen haben schon das Gefühl, zuzunehmen, wenn Sie diesen Leuten beim Essen zusehen!
Wie ist dieses Phänomen zu erklären?

Der Hauptunterschied zwischen "dick" und "dünn" besteht unserer Meinung nach in einer unterschiedlichen Empfindlichkeit der ß-Zellen der Bauchspeicheldrüse auf Kohlenhydratkonzentrate:
Menschen, die zu Übergewicht neigen, haben ß-Zellen, die mit einer schnelleren Vergrößerung reagieren, wenn sie durch den Konsum von Kohlenhydratkonzentraten ständig zur Produktion großer Mengen an Insulin gezwungen werden. Diese Empfindlichkeit der ß-Zellen ist mit Sicherheit genetisch bedingt und wird ganz offensichtlich weitervererbt.

Schlechte Futterverwerter, also Menschen, die dazu neigen, nicht zuzunehmen, haben offenbar ß-Zellen, die unempfindlicher auf Kohlenhydratkonzentrate sind – zumindest längere Zeit.

Sehen wir uns nun aber zwei typische **„gute Futterverwerter"** an – Herrn X und Frau Y:
Herr X ist 50 Jahre jung und hat beträchtliches Übergewicht. Das war nicht immer so: In seiner Jugend und im frühen Erwachsenenalter war Herr X schlank und sportlich, damals hatte er keine Gewichtsprobleme. Diese begannen allmählich, mit einer leichten Gewichtszunahme, vor allem um die Hüften und am Bauch. Herr X betrachtete seinen Bauch eher wohlgefällig – richtige Männer haben eben ein bisschen Bauch. Als das Gewicht weiter stieg, machte Herr X eine zweiwöchige Hungerkur,

verlor einige Kilogramm und war mehr oder minder zufrieden – allerdings nur kurze Zeit, denn dann war der Speck wieder da.

Inzwischen ist längst ein Kampf gegen die Kilos entstanden. Herr X hat heute schon eine ganze Reihe von Abspeckepisoden hinter sich – leider ist sein Gewicht höher als je zuvor, und es wird für ihn immer mühsamer, auch nur wenige Kilogramm zu verlieren.

Frau Y war schon in ihrer Kindheit übergewichtig - sozusagen ein dickes Kind. Auch ihre Eltern waren übergewichtig. „Das sind sicher die Gene", hieß es allgemein.

Auch Frau Y hat eine große Zahl von Abnehmversuchen hinter sich, mit verschiedensten Diäten – keine mit dauerhaftem Erfolg. Dabei möchte sie durchaus abnehmen und ist zudem auch recht willensstark, daran liegt es offenbar nicht.

Beide, **Herr X und Frau Y**, essen natürlich gerne (wer nicht ?!), sie behaupten von sich selbst, „gute Futterverwerter" zu sein.

Wie kann es bei den beiden weitergehen?

Ganz offensichtlich leiden sowohl Herr X als auch Frau Y an Hyperinsulinismus.

Bei **Herrn X** hat sich diese Störung im Laufe der Jahre entwickelt. Anfangs waren es nur kleinere Mengen an Insulin, die die Neigung zu Übergewicht bewirkt haben. Heute ist der Hyperinsulinismus schon wesentlich stärker ausgeprägt, so dass eine Gewichtsreduktion immer schwieriger wird.

Frau Y hat ihre Neigung zu Hyperinsulinismus und zu Übergewicht offensichtlich von ihren Eltern „mitbekommen". Abgesehen davon, dass es wahrscheinlich wirklich eine Vererbung einer Neigung zu Übergewicht gibt, kommt ein - wahrscheinlich noch bedeutenderer - Faktor hinzu: Bei Insulinresistenz der Mutter werden die ß-Zellen des Kindes noch vor der Geburt, also im Mutterleib, gezwungen, an der übermäßigen Insulinproduktion teilzunehmen und können bereits hier schon beginnen, sich zu vergrößern. Der Effekt dieser Störung ist dann am hohen Geburtsgewicht des Kindes zu erkennen.

Die Chance von Frau Y und Herrn X, mit (kohlenhydratreichen) Reduktionsdiäten abzunehmen, ist gering. Groß sind dagegen ihre Chancen, bestimmte Krankheiten zu bekommen, allen voran Bluthochdruck und in weiterer Folge eine Koronarsklerose, also ein

Herzleiden, und schließlich auch Diabetes.
Nur eine Ernährungsumstellung auf jene Nahrung, die ihre Bauchspeicheldrüse nicht mehr überfordert, kann den beiden wirklich und dauerhaft helfen.

Und wie ist die Situation bei Ihnen?

- Nehmen wir an, Sie sind übergewichtig oder zumindest mit Ihrem Gewicht unzufrieden – sonst würden Sie dieses Buch nicht lesen.

- Nehmen wir weiter an, Sie sind insulinresistent – denn dies ist bei Übergewichtigen in der Regel der Fall.

- Nehmen wir auch an, Sie ernähren sich – wie allgemein empfohlen – fettarm und kohlenhydratreich.

- Und nehmen wir zuletzt an, Sie machen wenig oder kaum Bewegung.

Wenn diese Punkte auch nur teilweise auf Sie zutreffen, dann hat Ihr Organismus ein ziemliches Problem mit kohlenhydratreicher Nahrung: Durch die viele Glukose wird Ihr Hyperinsulinismus weiter angeheizt – mit allen negativen Folgen.
Wenn Sie also sehr leicht zunehmen, obwohl Sie sich vielleicht oft gar nicht satt essen und wenn Sie auch noch schwer abnehmen, so ist die Wahrscheinlichkeit sehr hoch, dass Sie an Hyperinsulinismus leiden.
Wir wollen jetzt der Frage nachgehen, warum es für übergewichtige Menschen so schwierig ist, überschüssiges Fett wieder loszuwerden.

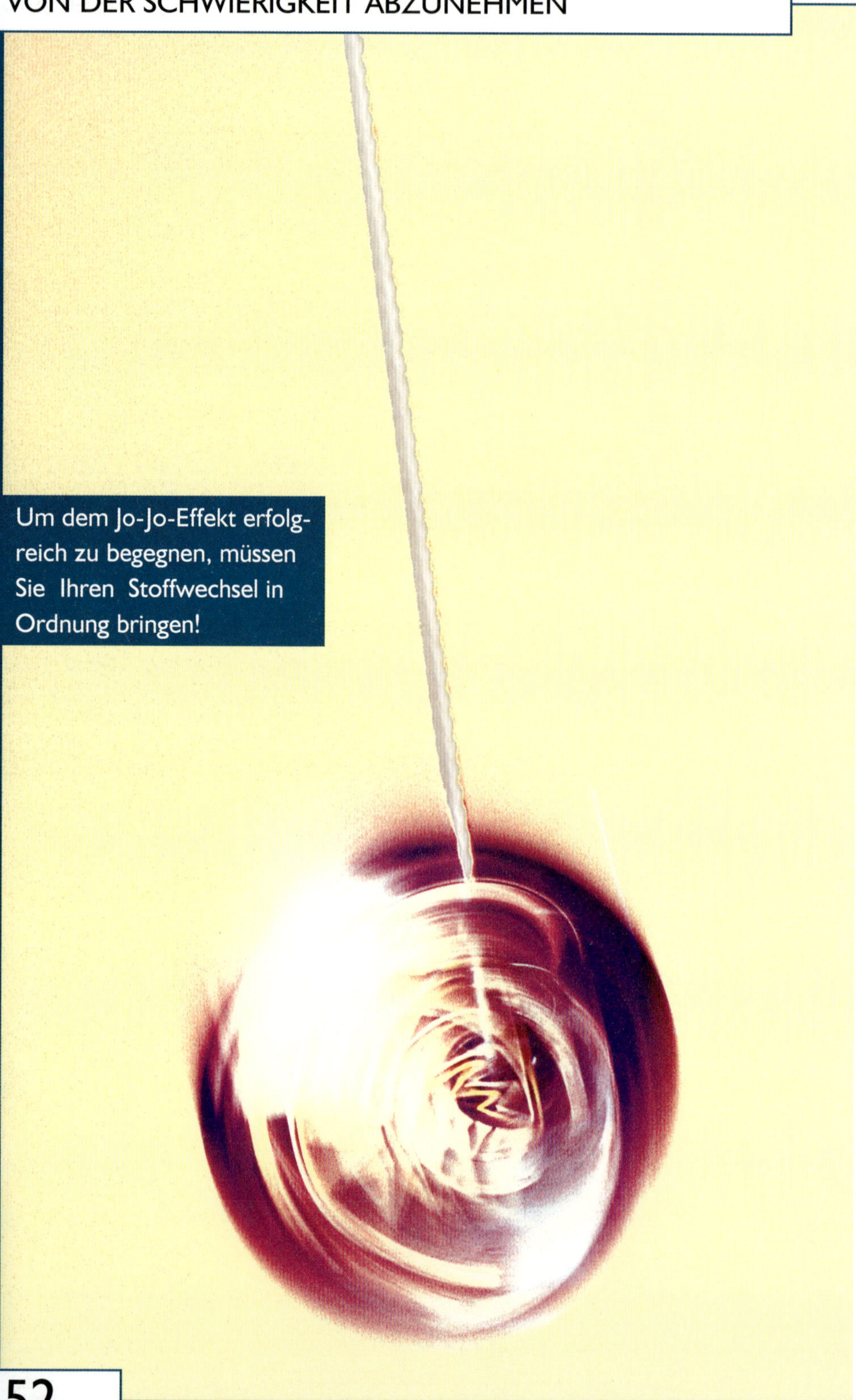

Um dem Jo-Jo-Effekt erfolgreich zu begegnen, müssen Sie Ihren Stoffwechsel in Ordnung bringen!

WARUM IST ES (SCHEINBAR) SO SCHWIERIG, ABZUNEHMEN?

Der entscheidende Punkt ist: Solange das Signal für den Stoffwechsel auf „Nahrung speichern“ steht, ist eine Gewichtsabnahme schwierig.
Wir können unseren Körper zwar durch Hungern zu einer (vorübergehenden) Gewichtsreduktion zwingen. Doch in einem von Insulin dominierten Stoffwechsel, wie er bei kohlenhydratreicher Ernährung und Hyperinsulinismus vorliegt, ist eine neuerliche Gewichtszunahme nach Wiederaufnahme der alten Ernährungsweise schon vorprogrammiert.

Ein hoher Insulinspiegel behindert den Fettabbau und damit die Gewichtsabnahme und fördert die neuerliche Gewichtszunahme.

Das bedeutet für Sie: Erst wenn sich Ihr Insulinspiegel normalisiert hat, kann Ihr Organismus Fett abbauen und sein Gewicht korrigieren.

Um den Insulinspiegel zu normalisieren, muss Nahrung zugeführt werden, die möglichst wenig Einfluss auf die Insulinproduktion hat: diese Nahrung ist die Grundlage der stoffwechselgerechten Ernährung.

Es ist wissenschaftlich nachgewiesen, dass eine weitgehende Reduzierung der Kohlenhydrate in der Nahrung rasch zu einer Normalisierung des Insulinspiegels und zu einer Verminderung/Beseitigung der Insulinresistenz führt (52,103,115).
Im nächsten Kapitel „Übergewicht ist kein harmloses Symptom - Hyperinsulinismus und Insulinresistenz“ werden wir Ihnen die enormen gesundheitlichen Probleme darlegen, die sich aus falscher Ernährung ergeben.

ÜBERGEWICHT IST KEIN HARMLOSES SYMPTOM!

Hyperinsulinismus und Insulinresistenz

Da Gewichtszunahme ein immer häufigeres Problem darstellt, versuchen viele Menschen, die Gefahren dieses Problems herunterzuspielen. Klarerweise, denn wenn wir einem Problem nahezu hilflos gegenüberstehen, müssen wir es verharmlosen, um damit leben zu können. Das ist eine ganz natürliche psychische Abwehrreaktion.
„Rund ist g'sund", diesen Slogan hört man deshalb heute immer wieder. Dies entspricht wohl zu einem guten Teil dem Wunschdenken Betroffener. Viele sind frustriert durch unzählige fehlgeschlagene Versuche, mit Hilfe von Reduktionsdiäten zum Wunschgewicht zu kommen.
Aber die Wirklichkeit zeigt leider etwas anderes: nämlich, dass Übergewichtige überdurchschnittlich häufig an vielen Krankheiten leiden, allen voran an **Hypertonie** (Bluthochdruck), **Diabetes Typ 2** (Zuckerkrankheit), **Koronarsklerose** (Verkalkung und Verengung der Herzkranzgefäße) und **Hyperlipidämie** (erhöhten Blutfettwerten).
Die Vermutung, dass diese Erkrankungen in der Insulinresistenz eine gemeinsame Ursache haben, ist schon in den 80er Jahren in medizinischen Fachzeitschriften geäußert worden.
Heute ist es zweifelsfrei erwiesen, dass Insulinresistenz und Hyperinsulinismus für hohen Blutdruck, hohe Blutfettwerte (vor allem Triglyceride und Cholesterin), Diabetes Typ 2 und Koronarsklerose verantwortlich sind (22,37,69,123,124,127,151,163).
Wie gesagt: Diese gefährlichen Erkrankungen treten bei Übergewichtigen häufig auf.

Weil Übergewicht und hoher Blutdruck, krankhafte Blutfettwerte und Zuckerkrankheit so häufig gemeinsam auftreten, wird diese Kombination als **„tödliches Quartett"**, **„Syndrom X"** oder **„metabolisches Syndrom"** bezeichnet.

Dieser Gefahr gilt es zu entkommen. Sie machen gerade den ersten Schritt in die richtige Richtung: Sie informieren sich.

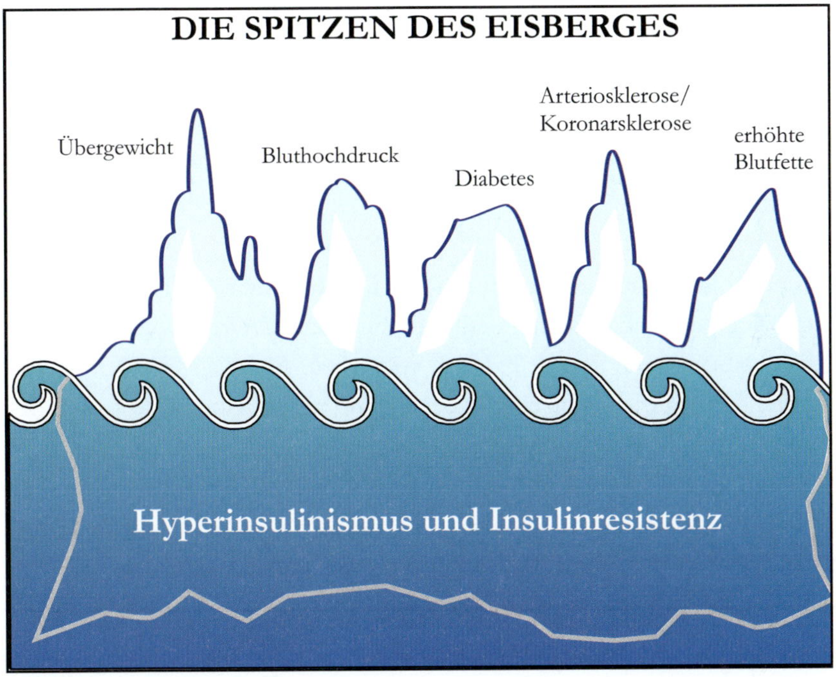

Das Bild des "Eisberges" soll Ihnen vor Augen führen, dass diese Krankheiten immer nur den sicht- und bemerkbaren Teil der zugrunde liegenden Stoffwechselstörung darstellen.

Mit der stoffwechselgerechten Ernährung haben Sie nun endlich eine Lösung des Problems in Händen. So sind für Sie weder die Abwehrreaktion des Verharmlosens noch reines Wunschdenken weiterhin notwendig.

Krankheitsbilder

Insulinresistenz/Hyperinsulinismus und Zuckerkrankheit – wenn die Bauchspeicheldrüse schlapp macht

Wie schon früher beschrieben, entsteht mit der Insulinresistenz ein Stoffwechselproblem, bei dem der Körper gezwungen ist, immer größere

Mengen an Insulin zu produzieren, um den Blutzuckerspiegel im Normbereich zu halten.
Solange die Bauchspeicheldrüse dazu in der Lage ist, bleibt der Blutzuckerspiegel normal.
Bei manchen Menschen mit Insulinresistenz können die ß-Zellen der chronischen Überbeanspruchung auf Dauer aber nicht standhalten. Sie erlahmen dann und sind nicht mehr in der Lage, den hohen Insulinbedarf abzudecken.

Dadurch kann immer weniger Zucker in die Zellen geschleust werden. Daraus resultieren dauerhaft erhöhte Blutzuckerwerte: Zuckerkrankheit (der Diabetes vom Typ 2) hat sich entwickelt. Mehr als ein Drittel aller stärker Übergewichtigen entwickelt einen Typ 2 Diabetes! Je höher das Körpergewicht, desto wahrscheinlicher ist es, einen Diabetes Typ 2 zu bekommen (28,139).

Insulinresistenz/Hyperinsulinismus und Koronarsklerose

Die **Arteriosklerose** ist eine heimtückische Erkrankung. Es kommt dabei zu einer fortschreitenden Ablagerung von Fett, Cholesterin und Kalk an und in den Gefäßwänden. Dies führt zu einer zunehmenden Einengung der Arterien. Betroffene merken davon sehr lange Zeit überhaupt nichts. Erst wenn eine Arterie soweit verengt ist, dass die Blutversorgung gestört ist, macht sich die Erkrankung bemerkbar – z. B. durch einen Herzanfall (wenn die Herzkranzgefäße betroffen sind), einen Schlaganfall (wenn die hirnversorgenden Gefäße betroffen sind) oder durch Schmerzen beim Gehen nach kurzen Wegstrecken (wenn die Beinarterien betroffen sind). Die Erkrankung ist also schon weit fortgeschritten, wenn sie sich bemerkbar macht.

Besonders häufig sind bei Hyperinsulinismus/Insulinresistenz die Herzkranzgefäße betroffen: Die Verengung der Herzkranzgefäße (Koronarsklerose) verursacht Herzanfälle, der völlige Verschluss den gefürchteten Herzinfarkt.

Insulinresistenz/Hyperinsulinismus und Bluthochdruck

Die Wahrscheinlichkeit, Bluthochdruck zu entwickeln, ist für Übergewichtige groß. Besonders gefährdet sind Menschen mit dem androgynen Typ der Fettverteilung, wenn also der Oberkörper und im Besonderen der Bauch von den Fettablagerungen am meisten betroffen sind (45,58,81,82,127). Bei Kindern und Jugendlichen ist oft schon eine geringe Zunahme von Fett im Bauchbereich mit einem erhöhten Risiko verbunden, Bluthochdruck zu entwickeln (69).

Mit einer Umstellung auf eine stoffwechselgerechte Ernährung sinkt der Blutdruck zumeist innerhalb weniger Tage.

Insulinresistenz/Hyperinsulinismus und erhöhte Blutfettwerte

Eine weitere Folge von Hyperinsulinismus/Insulinresistenz ist die **Hyperlipidämie**, eine abnorme Zunahme der Blutfette. Die wichtigsten Blutfette sind das **Cholesterin** und die **Triglyceride**. Es wird vermutet, dass eine krankhafte Vermehrung der Blutfette bei der Entstehung der Arteriosklerose eine zentrale Rolle spielt.

Zum besseren Verständnis ein kurzer Überblick über die Blutfette:
Cholesterin
Vom **Cholesterin** ist heutzutage häufig die Rede, man könnte schon von einer Cholesterin-Hysterie sprechen. Aus diesem Grund geben wir Ihnen einen kurzen Überblick über die wesentlichsten Fakten zu diesem Thema. Cholesterin ist eine enorm wichtige Substanz in unserem Körper, die verschiedene Aufgaben zu erfüllen hat:

- Cholesterin ist der Grundstoff für die Erzeugung einer Reihe von Hormonen, u. a. der Sexualhormone.
- Gallensäuren werden aus Cholesterin erzeugt.
- Auch für den Aufbau und die Funktion der Zellmembranen ist es unentbehrlich.

Man könnte sagen: ohne Cholesterin kein Leben.

Bezüglich der Größe und Dichte der Cholesterinmoleküle kann man drei Arten von Cholesterin unterscheiden:

- HDL-Cholesterin (High Density Lipoprotein)
- LDL-Cholesterin (Low Density Lipoprotein)
- VLDL-Cholesterin (Very Low Density Lipoprotein).

<u>Triglyceride</u>

Neben dem Cholesterin zählen noch die **Triglyceride** zu den Blutfetten. Die Rolle der Blutfette bei der Entstehung der Arteriosklerose, und vor allem der Koronarsklerose, ist heute genauer erforscht.

Anfangs sah man in einem erhöhten Cholesterinspiegel den wesentlichsten Faktor. Intensive wissenschaftliche Forschungen haben jedoch bewiesen, dass es verschiedene „Arten“ von Cholesterin gibt, die sich unterschiedlich auf die Entstehung der Arteriosklerose auszuwirken scheinen.

HDL soll eine Schutzfunktion haben, während das LDL und ganz besonders das VLDL zur Entstehung der Arteriosklerose beitragen sollen. Wichtiger als der Gesamtcholesterinspiegel ist das Verhältnis vom Gesamtcholesterin zu HDL sowie vom HDL zu LDL. Das HDL soll möglichst hoch und das LDL möglichst niedrig sein (49,53).

Neuere Studien belegen, dass vor allem eine Erhöhung der Triglyceride eine wesentliche Rolle bei der Entstehung der Arteriosklerose spielt (21, 59).

Zusammenfassend kann man sagen: Als gefährliches Zeichen gelten niedrige HDL-Werte, hohe LDL- und VLDL-Werte und hohe Triglyceride. Genau diese Kombination ist bei Insulinresistenz besonders häufig anzutreffen (124,163).

Insulinresistenz, metabolisches Syndrom und Ernährung

Dass die Ernährung, insbesondere eine, die reich an Kohlenhydratkonzentraten ist, zur Entstehung der oben beschriebenen Krankheiten beiträgt, geht auch aus einer ganzen Reihe von neuen wissenschaftlichen Studien hervor.

Hyperinsulinismus und Insulinresistenz lassen sich im Tierversuch sowohl durch **zuckerreiche** als auch durch **stärkereiche** Nahrung erzeugen. Wenn gesunde Ratten mit stark zuckerhaltiger Nahrung oder mit Nahrung, die reich an Stärke ist, gefüttert werden, haben mehrere Studien übereinstimmend gezeigt, führt dies zur Entwicklung von Hyperinsulinismus und Insulinresistenz (17,126,166,167). Der Ernährungsexperte Professor Yudkin berichtet diesbezüglich, dass es lediglich auf die Konzentration angekommen ist, wie lange die Tiere noch insulinsensitiv geblieben sind. Bei einer geringeren Menge an Zucker hat es lediglich länger gedauert, bis eine Insulinresistenz eingetreten ist. Wenn die Ratten mit einer zu 67 % aus Zucker bestehenden Kost gefüttert worden sind, hat es drei Wochen gedauert, bei einem Zuckeranteil von 40 % sechs Wochen, und bei 33 % etwa 13 Wochen (166).
Die Ratten haben – wie zu erwarten war - auch Übergewicht und einen erhöhten Blutdruck entwickelt!
Dieses Experiment soll Ihnen doch sehr zu denken geben, und Sie Ihren Zuckerkonsum in einem anderen Licht sehen lassen.
Auch wenn Tierversuche keine absoluten Schlüsse auf uns Menschen erlauben, so kann man doch nicht umhin, die massive Zunahme der Kohlenhydrate und insbesondere des Zuckers in der Nahrung der Bevölkerung der westlichen Industrieländer im vergangenen Jahrhundert für die massive Zunahme von Übergewicht und für die anderen Folgen des Hyperinsulinismus verantwortlich zu machen. Bedenken Sie dabei, dass der **Zuckerkonsum** in den westlichen Industrieländern bis zum Ende des 20. Jahrhunderts auf einen Verbrauch von **bis zu 70 Kilogramm pro Kopf und Jahr** gestiegen ist. Erinnert dieser Zuckermissbrauch nicht eklatant an die eben beschriebenen Experimente mit den Ratten, bei dem die Ratten durch Fütterung mit Zucker insulinresistent wurden?

Vor allem der enorme Konsum von zuckerhaltigen Getränken dürfte bei der besorgniserregenden Zunahme von Übergewicht – besonders bei Kindern und Jugendlichen - eine große Rolle spielen. Aber nicht nur bei der Entstehung des Hyperinsulinismus und der Insulinresistenz spielen Kohlenhydratkonzentrate eine wesentliche Rolle.
Auch bei einer bereits bestehenden Insulinresistenz wirkt sich eine kohlenhydratreiche Ernährung schädlich aus.
Kohlenhydratreiche Ernährung, besonders eine mit hohem Glykämischem Index, begünstigt bei insulinresistenten Personen die Entwicklung des **Diabetes Typ 2** – weil die Bauchspeicheldrüse durch die vielen Kohlenhydrate gezwungen wird, noch mehr Insulin zu produzieren, als das bei Insulinresistenz ohnehin schon notwendig ist. Das geht so lange, bis sie dann einmal schlapp macht. Dies zeigt auch eine wissenschaftliche Untersuchung aus Amerika: Forscher der Harvard Universität haben 1997 eine Langzeitstudie an 108.000 Personen veröffentlicht, in der der Einfluss des Kohlenhydratanteils in der Nahrung auf die Entwicklung von Diabetes untersucht wurde.
Das Ergebnis dieser Studie: Je häufiger kohlenhydratreiche Nahrungsmittel mit hohem Glykämischem Index verzehrt wurden, desto höher war die Wahrscheinlichkeit, Diabetes vom Typ 2 zu entwickeln – und zwar unabhängig von anderen Risikofaktoren wie Übergewicht, Bewegungsmangel, familiärer Vorbelastung, Rauchen etc. (133,134).

An dieser Stelle wird ein weiteres Phänomen unserer Zeit verständlich: die „unerklärliche", seuchenartige Zunahme von Typ 2 Diabetes vor allem in den Industrieländern:
Diabetes Typ 2 war noch vor 50 Jahren relativ selten, er war fast ausschließlich die Krankheit wohlgenährter älterer Menschen – daher wird er auch noch immer als „Altersdiabetes" bezeichnet. Heute ist diese Form der Zuckerkrankheit längst nicht mehr auf ältere Menschen beschränkt: Immer mehr junge Leute zwischen 20 und 30 haben Diabetes Typ 2.
In den letzten Jahrzehnten ist weltweit eine dramatische Zunahme dieses Diabetes-Typs registriert worden. In vielen Industrieländern liegt der Anteil der DiabetikerInnen an der Gesamt-bevölkerung heute bereits bei 6% und wird bis 2025 auf 8% steigen (76).

Unter Berücksichtigung der aufgezeigten Mechanismen ist diese Zunahme gar nicht mehr so unerklärlich: Die großen Mengen an Kohlenhydraten der heutigen Ernährung bringen das Fass zum Überlaufen. Sie heizen die Insulinresistenz und den Hyperinsulinismus soweit an, dass die ß-Zellen nicht mehr ausreichend Insulin produzieren können - Zuckerkrankheit entsteht.

Auch der Einfluss der Nahrung auf die Entstehung der **Koronarsklerose** und das Risiko, einen **Herzinfarkt** zu erleiden, ist wissenschaftlich erforscht worden:
In einer Studie an der Stanford University wurde nachgewiesen, dass eine fettarme, kohlenhydratreiche Diät bei insulinresistenten Personen das Risiko, einen Herzinfarkt zu erleiden, stark erhöht (68).
Eine andere Untersuchung, die in Harvard an 75.000 amerikanischen Krankenschwestern durchgeführt wurde, hat eindeutig belegt: Das Herzinfarktrisiko ist umso höher, je mehr kohlenhydratreiche Nahrungsmittel mit einem hohen GI verzehrt werden. Besonders ausgeprägt hat sich dieser Zusammenhang bei Übergewichtigen gezeigt (87).

Mit dem Einfluss der Ernährung auf die **Blutfette** hat sich die Wissenschaft besonders ausführlich beschäftigt: Auf dieses Thema werden wir im Kapitel „Die Fettstory" genauer eingehen. Hier sei nur so viel gesagt: Eine große Zahl von Studien hat gezeigt, dass **kohlenhydratreiche, fettarme** Diäten sich negativ auf die Blutfette auswirken, und das sogar schon bei gesunden Menschen, besonders aber bei Menschen mit Insulinresistenz und metabolischem Syndrom (15,55,78,84,158)!

Sie sehen in diesen Ausführungen den eindeutigen Beleg dafür, dass Übergewicht meist kein harmloses „Übel" ist, sondern ein schwerwiegendes Symptom einer Stoffwechselstörung darstellt. Die Folgen beginnen bei einer eingeschränkten Lebensqualität und reichen bis zu einer verkürzten Lebenserwartung.
Nicht umsonst wird die Kombination aus Übergewicht, Diabetes, Hypertonie und Hyperlipidämie heute als das „tödliche Quartett" bezeichnet.
Und Sie sehen, dass die Ernährung eine entscheidende Rolle spielt.

Wieweit sich Krankheit im Einzelfall entwickelt, ist nicht vorauszusagen. Nicht jede/r Übergewichtige bekommt Diabetes, hohen Blutdruck, Koronarsklerose oder andere Folgeerkrankungen.
Bedenken Sie aber bitte, dass eine kohlenhydratreiche Nahrung mit hohem Glykämischem Index den Hyperinsulinismus auf jeden Fall verschlechtert. Der erwiesene Zusammenhang zwischen hoher Glykämischer Ladung und vermehrtem Auftreten von Diabetes 2 und die Verschlechterung des Blutdrucks und der Blutfettwerte unter fettarmer, kohlenhydratreicher Diät (46,48,125,133) zeigen dies ganz eindeutig.
Das Ganze mutet ein wenig wie Russisches Roulette an oder?
Sie haben aber jederzeit die Möglichkeit, diesen Prozess durch

- Einschränkung der Kohlenhydrate
- Gewichtsabnahme
- mehr Bewegung

zu unterbrechen.

Ein Grundpfeiler in der Therapie der Hypertonie, der Hyperlipidämie und des Diabetes 2 ist die Gewichtsreduktion. Das Problem, mit dem Betroffene kämpfen, ist, dass fettarme und kohlenhydratreiche Reduktionsdiäten, die mit einer Verringerung der Kalorienzahl arbeiten, kaum Erfolg zeigen.

Doch Sie wissen es bereits, es gibt eine Lösung für dieses Problem. Die Lösung zielt auf die Beseitigung der zugrundeliegenden Störungen ab und zwar durch eine Reduzierung des Kohlenhydratanteils in der Nahrung: Die **stoffwechselgerechte Ernährung** ist diese Lösung!
Die Wirksamkeit dieser Ernährungsform ist in einer ganzen Reihe von klinischen Studien unter Beweis gestellt worden (72,107,111,117-121, 129,173,182).
Nützen Sie die Chance gesund zu sein, indem Sie Ihren Körper entlasten und ihm die Möglichkeit geben, selbst wieder normale Verhältnisse herzustellen. Ihr Körper ist Ihr wichtigster Verbündeter – er ist an nichts so interessiert wie an Gesundung und Gesundheit. Und bedenken Sie – Ihr Körper ist das Haus, das SIE bewohnen. Sie haben nur dieses und bekommen kein neues. Mit den Schäden, die Sie an Ihrem Haus anrichten, müssen Sie leben - ein Leben lang.

Stellen Sie Ihre Ernährung um, jetzt sofort! Wir listen Ihnen hier im Überblick auf, welchen Nutzen Sie davon haben.

Ihr Nutzen:

- Sie werden sich endlich wirklich rundherum wohlfühlen.
- Sie werden mit sich selbst zufrieden sein (körperlich und mental).
- Vielmehr: Sie werden sogar stolz auf sich sein.
- Sie werden sich in Ordnung fühlen.
- Sie werden Ihre Gesundheit verbessern.
- Sie werden gut aussehen.
- Sie werden attraktiv sein.

Deshalb: Lassen Sie sich nicht mehr von Ihrem Stoffwechsel beherrschen. Ihr „gestörter“ Stoffwechsel treibt Sie ins Zunehmen. Nehmen Sie bewusst selbst das Steuer in die Hand.

Die Wirkung der Kohlenhydratkonzentrate

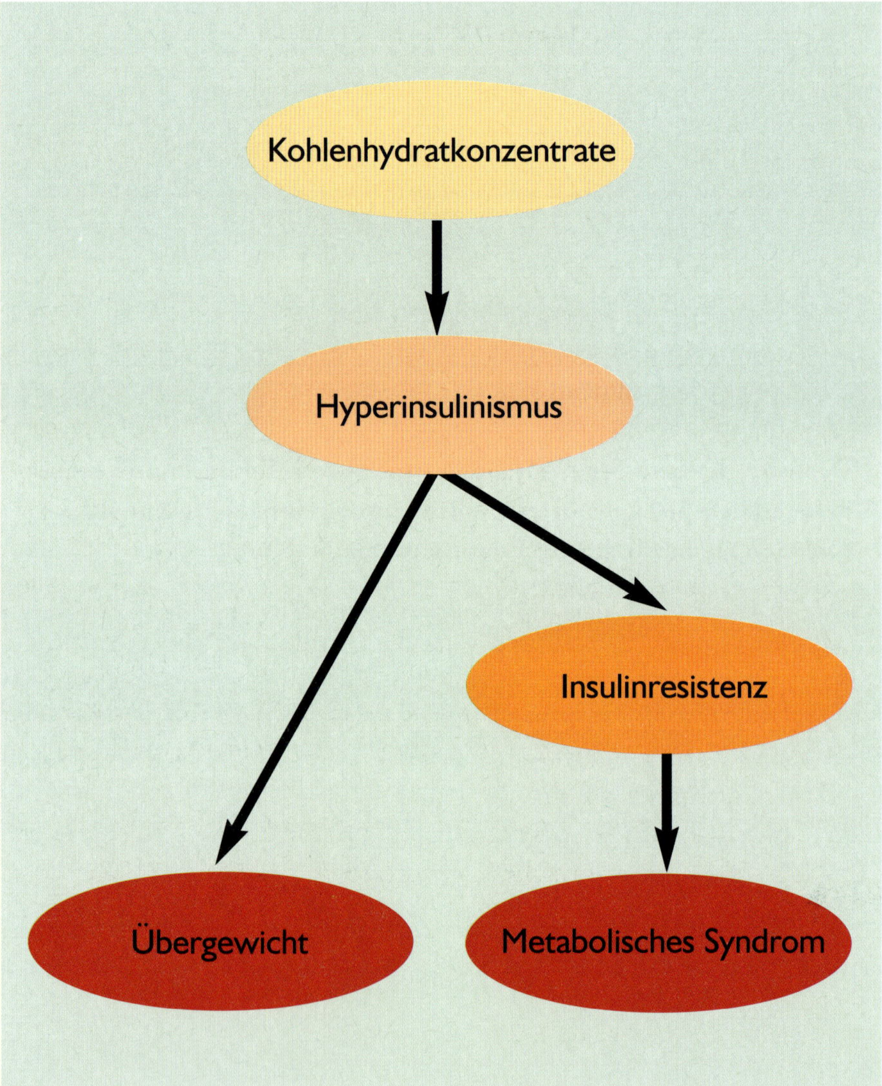

ERNÄHRUNGSGESCHICHTE

Aber es heißt doch immer, Kohlenhydrate seien so gesund und wichtig, und unsere Vorfahren haben doch immer Getreide gegessen und waren gesund? Diese Meinung werden Sie immer und immer wieder gehört und gelesen haben.
Doch der Begriff „Gesundheit“ ist relativ.

Krankheiten werden heute schon als etwas „Normales“, zum Menschen Gehörendes, oder einfach als normale, altersbedingte „Verschleißerscheinungen“ angesehen, da sie so häufig auftreten. Doch die meisten „menschlichen“ Krankheiten existieren im übrigen Tierreich nicht.
Auch der Mensch war in Urzeiten weitgehend frei von Erkrankungen, wie Sie in diesem Kapitel erfahren werden. Er hätte sonst seine Entwicklung vom Affen zum Homo sapiens sapiens nicht erfolgreich vollziehen können: Ein Urmensch, der von derart vielen und schweren Krankheiten geplagt worden wäre wie der heutige Mensch, hätte in seiner oft lebensfeindlichen Umgebung – bedenken Sie nur, dass die Urmenschen nördliche Gefilde bis zum Polarkreis erschließen mussten - wohl kaum Überlebenschancen gehabt.

Es läuft also etwas schief bei uns heutigen Menschen! Wir werden nicht krank, sondern **wir essen uns krank.**

Nicht das Alter ist schuld an den Zivilisationskrankheiten, sondern diese brauchen einfach eine gewisse Zeit, sich zu entwickeln, und treten daher erst im Alter so häufig auf. Dies ist den meisten von uns aber gar nicht bewusst!
Die dramatische Zunahme der Zivilisationskrankheiten der Menschen in den westlichen Industrieländern ist nur eine Fortsetzung und Steigerung einer Entwicklung, die schon vor langer Zeit begonnen hat.

Werfen wir deshalb gemeinsam einen Blick in die Vergangenheit, und nehmen wir die Ernährungsgewohnheiten und den Gesundheitszustand unserer Vorfahren unter die Lupe.

Die Einführung des Ackerbaus erfolgte vor etwa 10.000 Jahren. Davor hat die Menschheit als Jäger und Sammler während eines Zeitraumes von Hunderttausenden von Jahren gelebt.
Wir wollen hier folgenden Fragen nachgehen:
Wie war die gesundheitliche Situation der eiszeitlichen Jäger und Sammler?
Wie haben sich unsere Vorfahren vor der Einführung des Ackerbaues, vor zwanzig-, dreißig-, vierzig,- hunderttausend Jahren ernährt?
Und wie war der Gesundheitszustand der Menschen nach der Einführung der Kohlenhydratkonzentrate in die menschliche Ernährung?

Vorab beleuchten wir die Frage, wie man auf die Gesundheit der Urmenschen schließen und damit direkt untersuchen kann, was es mit den vermeintlichen Segnungen des Ackerbaus auf sich hatte.
Diese Frage lässt sich erst seit wenigen Jahren beantworten und zwar dank einer neuen Wissenschaft, der Paleopathologie*: Diese Wissenschaft beschäftigt sich mit der Suche nach Krankheitszeichen (Pathologien) an Angehörigen vor- und frühgeschichtlicher Völker. In der Regel sind PaleopathologInnen auf Skelette angewiesen, die aber oft verblüffend viel Aufschluss über den Gesundheitszustand lang Verstorbener geben. So lässt sich vom Skelett meist das Geschlecht der verstorbenen Person ablesen, ihr Gewicht und das ungefähre Alter zum Todeszeitpunkt. Darüber hinaus können PaleopathologInnen die Wachstumsgeschwindigkeit von Kindern und Jugendlichen ermitteln. Knochen geben weiters Aufschluss über Missbildungen sowie Krankheiten, die zu Knochenveränderungen führen, wie z. B. Knochenerweichung, Anämie, Knochen- und Gelenksentzündungen, Tuberkulose und Lepra. Zahnfunde werden auf Karies und Schäden am Zahnschmelz untersucht.

Durch die moderne Anthropologie*, die Auswertung vieler Funde und durch die Paleopathologie, ergibt sich folgendes Bild:

Ernährung und Gesundheit der Eiszeitjäger

Wie Funde in vor etwa 100.000 Jahren bewohnten Höhlen in Südafrika zeigen, haben sich die eiszeitlichen Jäger und Sammler vom Fleisch und Fett ihrer Beutetiere und von Beeren, Nüssen, Wurzeln, Blättern und Früchten ernährt. Das gleiche Bild ergibt sich aus Funden in einer Höhle in Südfrankreich (Cro-Magnon, nach ihr wurden die vor 40.000 Jahren lebenden Cro-Magnon-Menschen benannt) und aus anderen Gebieten der Erde. Wir wissen aus diesen Funden, dass der Kohlenhydratanteil der Nahrung der eiszeitlichen Jäger und Sammler gering war.
Verschiedene Studien geben Rückschluss auf die Zusammensetzung der Nahrung unserer Vorfahren. Teilweise basieren sie auf der Analyse des Nährstoffgehaltes der damaligen Wildtiere und Wildpflanzen, andererseits werden die Ernährungsgewohnheiten von Völkern, die heute noch als Jäger und Sammler leben, untersucht (32,40,108,109).
Die Ergebnisse haben gezeigt, dass davon auszugehen ist, dass unsere Vorfahren sich von einer **eiweiß- und fettreichen, kohlenhydratarmen Kost** ernährt haben. In der prozentuellen Verteilung dürfte der Kohlenhydratanteil etwa 20 % betragen haben, der Fettanteil lag bei etwa 40 bis 50 %, und der Proteinanteil bei etwa 30 bis 40 %.

Der niedrige Kohlenhydratanteil ergibt sich ganz einfach aus dem Umstand, dass es damals noch keine Pflanzen mit hohem Stärkeanteil in der menschlichen Ernährung gegeben hat – die Blätter, Früchte, Beeren und Nüsse enthielten wenig davon. Hinsichtlich der Früchte müssen wir hier auch berücksichtigen, dass es heutige süße Fruchtsorten damals kaum gegeben hat – sie sind zum Großteil das Ergebnis neuzeitlicher Züchtungen.
Auch der höhere Protein- und Fettanteil ist leicht verständlich: Auf der einen Seite waren große, aber durchaus auch kleine Beutetiere (wie z. B. Insekten, Maden, kleine Reptilien) ein wesentlicher Teil der Ernährung. Zusätzlich haben die Jäger und Sammler das fettreiche Knochenmark und das fett- und cholesterinreiche Hirn als Energiequelle genutzt (33,99,100). An Knochenfunden hat man feststellen können, dass die Urmenschen gelernt hatten, mit ihren Steinäxten große Röhrenknochen und auch die Schädelkapsel aufzubrechen. Dies haben sie bei selbst erlegtem Wild, aber

sicherlich auch bei den Knochenresten, die Raubtiere übriggelassen haben, praktiziert (33,96).
Das große Gehirn des Homo sapiens sapiens hat sich, neuen Untersuchungsergebnissen zufolge, erst durch diese Nahrung – reich an Proteinen aus **Fleisch und Fisch** und an Fett aus Hirn und Knochenmark, mit den besonders wichtigen langkettigen Omega-3-Fettsäuren – entwickeln können (33,92).
Es wird wohl immer wieder Zeiten gegeben haben, in denen Nahrung knapp war, doch dürfte dies eher den pflanzlichen Anteil betroffen haben, denn Wild gab es zu allen Zeiten, und wenn die Jagd zeitweise wenig Erfolg gebracht hat, so waren auch verwertbare Reste von „Raubtiermahlzeiten" – mit dem Knochenmark und dem Hirn – eine mögliche Nahrungsquelle. **Hirn und Knochenmark** sind die einzigen essbaren Teile an Kadavern, die von Raubtieren immer zurückgelassen werden.

Wie aber war es um den **Gesundheitszustand** dieser Menschen angesichts ihrer eiweißreichen und fettreichen Nahrung bestellt?
Knochenfunde beweisen, dass die Eiszeitjäger, z. B. die Cro-Magnons, großgewachsene Menschen (mit einer Körpergröße von etwa 180 cm), mit kräftigem Knochenbau und sehr stark ausgebildeter Muskulatur gewesen sind. Diese Größe und Stärke ist sicher Folge ihrer proteinreichen Nahrung. Sie hatten eine Lebenserwartung von etwa 60 Jahren, was im Hinblick auf die damaligen „medizinischen" Mittel sehr beachtlich ist. Wir denken, dass ohne die Möglichkeiten der modernen Medizin viele heute lebende Menschen kein vergleichbares Alter erreichen würden.
Diese hohe Lebenserwartung hat auf einem ausgesprochen guten Gesundheitszustand der Eiszeitjäger beruht: Knochenfunde beweisen, dass sie weitgehend frei von unseren Zivilisationskrankheiten gewesen sind. Die Entwicklung dieser Krankheiten war späteren Zeiten vorbehalten. Die Krankheiten der Eiszeitjäger sind im Wesentlichen auf Infektionskrankheiten sowie Blutvergiftungen in Folge von Verletzungen beschränkt gewesen.
Die Ursachen eines vorzeitigen Todes waren somit hauptsächlich Unfälle und Verletzungen, Infektionskrankheiten, die man mangels Antibiotika noch nicht behandeln konnte, außerdem Probleme bei der Geburt.
Mehr als 120.000 Generationen lang haben die Menschen als Jäger und

Sammler gelebt. Diese Lebensweise ist die erfolgreichste und dauerhafteste unserer Spezies. Sie hat die Erhaltung unserer Art über einen Zeitraum von Millionen von Jahren ermöglicht (41).

Wie sah die Stoffwechselsituation in Bezug auf Energiegewinnung, Blutzucker(spiegel) und Insulin aus?
Die Nahrung hat – wie schon gesagt – aus Fleisch und Fett und aus einem pflanzlichen Anteil bestanden. Kohlenhydrate entstammten dem pflanzlichen Anteil, also den Früchten und Beeren, Pilzen, Nüssen und Blättern. Es hat keine Kohlenhydratkonzentrate wie Stärke und Zucker gegeben (ausgenommen vielleicht in seltenen Fällen wilden Honig). Der Kohlenhydratanteil war also sehr gering. Auf jeden Fall hätte der dürftige Energie- und Proteingehalt des pflanzlichen Anteils in jener Zeit den damaligen Menschen nicht ermöglichen können, diese großen und muskulösen Körper auszubilden, die sie hatten. Dazu ist eine sehr proteinreiche Nahrung notwendig.

Der Stoffwechsel der Eiszeitjäger

Die Energiegewinnung im Stoffwechsel der Eiszeitjäger erfolgte hauptsächlich durch Verarbeitung von Fett. Wie schon gesagt: Fett ist ein idealer Brennstoff für die Energieerzeugung im menschlichen Organismus. Mit der Nahrung zugeführt, kann es sofort in Energie verwandelt werden. Überschüsse können gespeichert und zu einem späteren Zeitpunkt ohne Probleme wieder mobilisiert werden.

Bei einem geringen Kohlenhydratgehalt der Nahrung wird der Blutzuckerspiegel weitgehend konstant gehalten.

Starke Schwankungen des Blutzucker- und Insulinspiegels, wie sie bei kohlenhydratreicher Ernährung entstehen, kommen bei dieser Stoffwechselsituation nicht vor, denn für die Verarbeitung von Proteinen, Fett und pflanzlichen Anteilen wird kaum **Insulin** benötigt. Insulin hat damals nur zur **Feinregulierung des Blutzuckerspiegels** gedient.
Dies entspricht dem Stoffwechsel, an den wir Menschen uns über einen

Zeitraum von Hunderttausenden oder Millionen von Jahren genetisch adaptiert haben.

Der Mensch ist somit an die Verdauung und Verstoffwechselung von Fleisch und Fett optimal angepasst, nicht aber an die Verarbeitung großer Mengen von Kohlenhydraten.

Erst der Übergang von einer proteinreichen, kohlenhydratarmen Ernährung auf kohlenhydratreiche Nahrung hat eine Umstellung des Stoffwechsels erzwungen: Der Energiestoffwechsel ist von einer Verarbeitung von Fett, mit relativ konstantem Blutzucker- und Insulinspiegel, zu einer Verarbeitung von Glukose, mit schwankendem Blutzucker- und Insulinspiegel, übergegangen.

Ackerbau

Unter Berücksichtigung dieser Situation ist es leicht verständlich, dass die Kohlenhydratkonzentrate aus dem beginnenden Ackerbau dramatische Veränderungen im Stoffwechsel und im Gesundheitszustand der Bevölkerung mit sich gebracht haben.

Sehen wir uns einmal an, was die AnthropologInnen und vor allem die PaleopathologInnen darüber berichten:

Der Ackerbau hat vor etwa 10.000 Jahren seinen Ausgang im Vorderen Orient (Libanon, Irak, Zentralanatolien, Syrien) genommen und sich entlang des Mittelmeeres nach Westen und entlang des Schwarzen und des Kaspischen Meeres nach Norden und Nordwesten ausgebreitet. Die Menschen haben zunächst wilde Gräser und in weiterer Folge immer mehr Getreide mit hohem Stärkegehalt gezüchtet.

Das auffälligste Merkmal des Übergangs zur kohlenhydratreichen Ernährung ist wohl die Änderung der menschlichen Körpergröße. Untersuchungen frühgeschichtlicher Skelettfunde z. B. aus Griechenland und der Türkei haben mit dem Aufkommen der Landwirtschaft einen massiven Rückgang der Körpergröße gezeigt, bis sie um etwa 4000 v. Chr. ihren niedrigsten Wert von nur 150 cm (Frauen) bis 160 cm (Männer) erreicht hatte. Die Eiszeitjäger hatten hingegen eine Körpergröße von 170 cm (Frauen) bis 180 cm (Männer)!

Das gleiche Bild ergeben Untersuchungen von tausenden Indianerskeletten aus Grabhügeln in den Tälern der Flüsse Ohio und Illinois (USA). Anhand dieser Funde hat sich gezeigt, dass nach der Einführung der Kulturpflanze Mais etwa 1000 v. Chr. zusätzlich zur Abnahme der Körpergröße auch eine Veränderung der Qualität der Knochen erfolgt ist: Sie sind dünner und leichter geworden. Zahnkaries hat massiv zugenommen, Schäden am Zahnschmelz deuten darauf hin, dass schwangere und stillende Mütter besonders unter dem Rückgang der Nahrungsqualität und den damit verbundenen Mangelerscheinungen und Stoffwechselveränderungen gelitten haben.
Die Sterblichkeit in allen Altersgruppen hat zugenommen, die Lebenserwartung nahm dramatisch ab, mancherorts hat nur 1 % der Bevölkerung das 50. Lebensjahr erreicht! Die Kindersterblichkeit hat zugenommen, fast ein Fünftel der Gesamtbevölkerung ist vor dem Erreichen des 5. Lebensjahres gestorben. Anämie, Knochen- und Gelenksentzündungen, Tuberkulose und Syphilis haben ebenfalls dramatisch zugenommen. Die Untersuchung von ägyptischen Mumien hat gezeigt, dass die Menschen damals auch an massiver Arteriosklerose gelitten haben, was ja ebenfalls eine Folge kohlenhydratreicher Ernährung ist, wie wir bereits gezeigt haben (4,31,40,41).

Die Folgen der Einführung des Ackerbaus (und damit der Kohlenhydratkonzentrate) sind wie ein Unheil über die damalige Bevölkerung hereingebrochen.

Warum haben die Menschen angesichts dieser katastrophalen Entwicklung überhaupt ihr Dasein als Jäger und Sammler aufgegeben? Weil sie mussten! Angesichts der zunehmenden Bevölkerungsdichte, der damit verbundenen Einschränkung des Lebensraumes und der Abnahme der Wildbestände ist ihnen nichts anderes übriggeblieben, als sesshaft zu werden und ihre Nahrung zu züchten, um nicht zu verhungern – dies aber um den Preis der Beeinträchtigung ihrer Gesundheit.
Lange Zeit hat der Irrglaube geherrscht, dass unsere frühen Vorfahren als Jäger und Sammler primitive Urmenschen waren, die einen schlechten Gesundheitszustand und nur eine geringe Lebenserwartung hatten. Man hat geglaubt, erst mit der Sesshaftigkeit und dem Übergang zur kohlen-

hydratreichen Ernährung des Ackerbaus habe das Elend dieser primitiven Zeit ein Ende gefunden. Nun, wie Sie sehen, ist das genaue Gegenteil der Fall.

Jetzt werden Sie sich sicherlich die Frage stellen: **„Aber haben wir Menschen uns nicht schon längst an die Kohlenhydratkonzentrate gewöhnt?"** Wenn wir die heutigen Probleme mit dem Übergewicht, der zunehmenden Insulinresistenz und den vielen durch sie verursachten Erkrankungen berücksichtigen, sind wir versucht, mit „wohl kaum" zu antworten.

Aus der Evolutionslehre ist bekannt, dass ein Zeitraum von 8.000 – 10.000 Jahren entwicklungsgeschichtlich viel zu kurz ist, um eine ausreichende genetische Adaption herbeizuführen. Zudem benötigen viele kohlenhydratbedingte Erkrankungen meist viele Jahre bis sie manifest werden, so dass sie sich auf die Fortpflanzung im Sinne einer natürlichen Auslese kaum auswirken. Eine natürliche Auslese ist aber Voraussetzung für eine genetische Adaption.

Eine geringfügige Anpassung hat aber offenbar doch stattgefunden: Die ß-Zellen der Bauchspeicheldrüse vieler Menschen westlicher Kulturkreise sind „kohlenhydratfester" geworden. Bei ihnen dauert dadurch eine Vergrößerung der Zellen als Folge von kohlenhydratreicher Nahrung länger oder bleibt überhaupt aus.

Für diese Annahme sprechen Beobachtungen an Volksgruppen, die sich traditionell kohlenhydratarm ernähren, wie z. B. die Aborigines in Australien und die Insulaner aus dem Pazifik (56,57,85,86,140). Wenn Angehörige dieser Volksgruppen die westliche, kohlenhydratreiche Ernährung übernehmen, entstehen bald Diabetes, Übergewicht und Hypertonie in extrem hohem Ausmaß.

So hat sich bei den Pima-Indianern in Arizona ein enorm hohes Maß an Übergewicht und eine Diabetikerrate von 38 % entwickelt, bei den Aborigines in Australien hat der Wert bis zu 25 % erreicht! Ihre ß-Zellen, die an Kohlenhydratkonzentrate nicht gewöhnt sind, vergrößern sich offenbar sehr schnell, in dem verzweifelten Versuch, den Blutzucker- spiegel konstant zu halten, sind aber auf Dauer nicht in der Lage, solche Mengen an Insulin zu produzieren.

Im Gegensatz dazu liegt die Diabetesrate **in Europa**, also dort, wo der Ackerbau schon früher eingeführt worden ist, und die Menschen sich länger an große Kohlenhydratmengen gewöhnen konnten, bei „nur" 6 %. Aber bedenken Sie bitte: Wenn wir von einer europäischen Gesamtbevölkerung von 675 Millionen ausgehen, sind das **bis zu 40 Millionen Menschen**! Bis 2025 wird – bei Beibehaltung der kohlenhydratreichen Ernährung - die Prozentzahl auf 8 % ansteigen, das sind dann bis zu 55 Millionen Menschen allein in Europa. Pessimistische Prognosen gehen sogar von einer Verdoppelung der Diabetikerraten in diesem Zeitraum aus. Sie sehen also, die Anpassungsvorteile sind relativ gering und die Verteilung obliegt dem russischen Roulette.

Außerdem bedingt die kohlenhydratreiche Ernährung noch ein weiteres gesundheitliches Problem, auf das Dr. Lutz (91) aufmerksam gemacht hat: Bei dieser Ernährung kann unser Gehirn, das Tag und Nacht tätig ist und somit einen sehr hohen Energiebedarf hat, ausschließlich Glukose zur Energiegewinnung heranziehen. Aber in der Nacht wird keine Glukose aus der Nahrung geliefert, die Verdauung wird irgendwann vor Mitternacht eingestellt; das Gehirn verlangt jedoch weiterhin nach Energie in Form von Glukose.

Hier beginnt das Problem: Unser Körper muss die benötigte Glukose zum Gutteil aus Eiweiß erzeugen und zwar bei kohlenhydratreicher Ernährung aus körpereigenem Eiweiß! Dieser Vorgang ist durch wissenschaftliche Studien eindeutig nachgewiesen (164). So wird also bei kohlenhydratreicher Ernährung jede Nacht Eiweiß – aus der Muskulatur, dem Bindegewebe, der Haut und wahrscheinlich vielen anderen Organen – abgebaut und in Glukose umgewandelt, um den Glukosebedarf des Gehirns zu decken. Das Eiweiß muss tagsüber wieder neu aufgebaut werden. Es ist leicht vorstellbar, dass dieser ständige Ab- und Aufbau nicht ohne Folgen bleiben kann. So könnten die degenerativen Veränderungen an Gelenken, Sehnen, Muskeln, der Wirbelsäule, an Gefäßen u.v.a.m., die den Menschen als einzige Spezies in dieser Form treffen, entstehen (91).

Wenn dem menschlichen Stoffwechsel dagegen Fett als Hauptenergiequelle dient, ist dieses „Eiweißopfer" nicht notwendig. Bei kohlenhydratarmer, stoffwechselgerechter Ernährung kann der Körper während der Nachtstunden ohne Probleme Fett als Energiequelle benützen.

(Vergleichen Sie dazu auch das Kapitel „Warum muss ich essen? - Nahrung und Energiegewinnung".)

In den frühen Zeiten des Ackerbaus, als die Menschen zumindest zeitweise auf eine einzige Nutzpflanze angewiesen gewesen waren, dürften die negativen Auswirkungen auf die Gesundheit besonders stark gewesen sein.

Eine wesentliche Besserung der Situation ist durch die Entwicklung der Viehzucht und der Landwirtschaft entstanden. Das Nahrungsangebot ist wieder reichhaltiger und dadurch kohlenhydratärmer geworden: Fleisch, Milch, Käse, Gemüse und Obst sind auf den Tisch gekommen. Kohlenhydratkonzentrate haben nur mehr einen kleinen Anteil an der Nahrung ausgemacht. In den vergangenen Jahrhunderten jedenfalls sind dadurch Übergewicht und Herzkrankheiten eher selten gewesen.

Doch mit dem Ende des 19. Jahrhunderts ist es durch die Entwicklung des Industriezuckers und des Auszugmehls zu einer massiven Verschärfung der Probleme gekommen. Kohlenhydrate, vor allem solche mit einem hohen Glykämischen Index, haben dadurch einen vorher nicht gekannten Anteil an der menschlichen Ernährung erlangt. Es ist daher auch kein Wunder, dass ab diesem Zeitpunkt die gesundheitlichen Probleme der Menschheit ständig zugenommen haben. Heute haben sie ein Ausmaß erreicht, das die weitere Finanzierbarkeit der Gesundheitssysteme, vor allem der westlichen Länder, ernsthaft in Frage stellt.

Es ist uns unerklärlich, dass diese massiven gesundheitlichen Probleme heute als etwas Selbstverständliches, Schicksalhaftes hingenommen werden. Ständig wird an der Entwicklung neuer, noch teurerer Medikamente gearbeitet und geforscht, um Krankheitssymptome zu bekämpfen, statt die eigentlichen Ursachen der Krankheiten zu beseitigen.

In diesem Zusammenhang ist es für uns um so unverständlicher, dass von verantwortlicher Seite nach wie vor gebetsmühlenartig eine kohlenhydratreiche, fettarme Ernährung empfohlen wird, obwohl vor allem für Übergewichtige die gesundheitlichen Probleme dieser Empfehlung evident sind. Professor Gerald Reaven, der Wissenschafter, der mit der Erforschung der Insulinresistenz und ihrer schädlichen Auswirkungen am längsten befasst ist, rät nicht umsonst von einer kohlenhydratreichen, fettarmen Ernährung für Menschen mit Insulinresistenz dringend ab (125).

Vielleicht denken Sie jetzt: „Das klingt ja alles sehr interessant, aber wer weiß, ob die Jäger und Sammler wirklich so gesund waren, wie es die Paleopathologie beschreibt. Diese Leute leben ja nicht mehr, und von ihnen sind ja nur mehr die Knochen da."
Das stimmt nur in gewisser Weise, denn es gibt auch heute noch Jäger und Sammler, die sich so ernähren, wie sich unsere Vorfahren in den vergangenen dreißig-, vierzig-, fünfzigtausend Jahren ernährt haben. Es handelt sich um kleine Volksstämme in verschiedenen Erdteilen, manche sind erst im vergangenen Jahrhundert entdeckt worden: Die Aborigines, die Eskimos, die Hadza in Tansania oder die San, Buschmänner aus der Kalahariwüste, sind Beispiele dafür.
Untersuchungen an solchen präindustriellen Volksstämmen haben ergeben, dass diese Völker frei von Arteriosklerose, Bluthochdruck, Übergewicht oder Diabetes sind, jedenfalls solange sie ihre traditionelle Ernährung beibehalten. Diese Ernährung besteht aus Fleisch, Fisch, Gemüse, Salat, Beeren, Nüssen und Früchten. Manche Stämme, wie z. B. die Massai in Afrika, ernähren sich fast ausschließlich vom Fleisch, Fett und der Milch ihrer Rinder. Gerade deshalb haben sie keine Arteriosklerose.

Sobald diese Menschen jedoch den westlichen Lebensstil übernehmen und Zucker und Mehl in ihre Ernährung aufnehmen, entwickeln auch sie Fettsucht, Diabetes, Arteriosklerose, Bluthochdruck, u. a. m. (41).

Besonders die dramatische Zunahme von Diabetes Typ 2 bei Menschen, die aus nicht-industrialisierten Kulturen stammen und erst vor kurzem mit der „modernen", kohlenhydratreichen, westlichen Ernährung in Berührung gekommen sind, spricht für eine ernährungsbedingte Störung. Denken Sie noch einmal an die hohe Diabetesrate bei den Volksgruppen, die sich zuvor traditionell kohlenhydratarm ernährt hatten – also ohne Zucker und Mehl.

Diese heftigen gesundheitlichen Reaktionen zeigen wieder klar und eindeutig auf, dass wir Menschen nicht an große Mengen von Kohlenhydraten adaptiert sind.

Der amerikanische Arzt T. S. Cleave hat dies in seiner klassischen Studie „The Saccharine Disease“ eindrucksvoll beschrieben. Er hat nachgewiesen, dass Bluthochdruck, Koronarsklerose und Herzinfarkte sowie Magengeschwüre, Gallenleiden, Dickdarmentzündungen und Diabetes in primitiven Kulturen nicht vorkommen, solange dort keine Kohlenhydratkonzentrate gegessen werden. Sobald jedoch Zucker und Mehl in diese Kulturen eingeführt wurden, hat es nur etwa 20 Jahre gedauert, bis auch bei diesen Völkern die oben genannten Krankheiten aufgetreten sind. Cleave hat deshalb eine so genannte „20-Jahre-Regel“ aufgestellt (27).

Ein tragisches Beispiel, um die „20-Jahre-Regel“ anschaulich zu machen, sind die Eskimos und die Isländer: Eskimos und Isländer haben sich traditionell von Fisch und Robben ernährt – mit entsprechend viel Fett; Koronarsklerose, Herzinfarkte und Diabetes waren sehr selten, doch etwa ab 1920 sind auch bei ihnen raffinierte Kohlenhydrate und Zucker hinzugekommen. Etwa 20 Jahre später sind dann plötzlich bei ihnen die Zivilisationskrankheiten häufig aufgetreten (94,177).

Das von manchen geäußerte Argument, dass die Menschen aus diesen primitiven Kulturen nur nicht lange genug leben, um Zivilisationskrankheiten zu entwickeln, ist nicht stichhaltig: Auch bei Angehörigen dieser Volksgruppen, die älter als 60 Jahre sind, finden sich keine derartigen degenerativen Erkrankungen. In den Industrieländern dagegen haben bereits Jugendliche Krankheiten wie Übergewicht, Arteriosklerose und Bluthochdruck, während Jugendliche aus primitiven Kulturen frei von solchen Erkrankungen sind. Die Krankheiten hängen also eindeutig mit unserer westlichen Ernährung zusammen, nämlich mit dem Konsum von großen Mengen an Zucker, Mehl und Kartoffeln. Eine weitere Rolle spielen sicherlich auch das Rauchen, der Alkohol, Drogen usw. Das sind aber Zusatzfaktoren, die nicht bei jedem übergewichtigen Menschen vorkommen.

Wollen Sie noch mehr Hinweise darauf, dass Kohlenhydratkonzentrate schädlich sind? Wie wär's mit einem **Tierversuch**? Zum Beispiel mit einem Versuch mit Hühnern?

Hühner fressen heute vorwiegend Getreidekörner, also Vollkorn. Vor ihrer Zähmung vor 3000 – 5000 Jahren fraßen sie Schnecken, Käfer, Würmer und Blätter. Vom österreichischen Internisten Dr. Lutz stammt eine interessante diesbezügliche Studie: Um die Auswirkungen von Kohlenhydraten auf Hühner, und zwar in Bezug auf Arteriosklerose, zu untersuchen, wurde eine Anzahl von Hühnern in drei Gruppen aufgeteilt. Die Gruppen erhielten Futter mit unterschiedlich hohem Kohlenhydratanteil (in Form von Vollkorngetreide). Der Kohlenhydratanteil betrug 18 %, 42 % und 73 %. Alle Tiergruppen hatten großen Auslauf. Jede Art von Mangelernährung und alle andersartigen Umwelteinflüsse waren ausgeschaltet. Nach drei Jahren wurden die Tiere geschlachtet und ihre Hauptschlagadern untersucht. Dabei zeigte sich, dass der Arteriosklerosebefall direkt proportional dem Kohlenhydratgehalt des Futters war: Je mehr Kohlenhydrate die Tiere bekommen hatten, desto ausgeprägter erkrankten sie an Arteriosklerose (90). Dieser Versuch ist von anderen Wissenschaftern überprüft und bestätigt worden (132). Wir dürfen Sie an dieser Stelle daran erinnern, dass mehr als die Hälfte aller Todesfälle beim Menschen auf das Konto dieser eben genannten Gefäßerkrankung geht.

Ich weiß nicht, wie es Ihnen damit geht, aber mich als Arzt haben diese Ergebnisse sehr beeindruckt. Sie zeigen, dass nicht nur wir Menschen an den Folgen falscher Ernährung leiden.

Wir müssen hier außerdem berücksichtigen, dass Hühner seit 3000 – 5000 Jahren mit Getreide ernährt werden, das sind weit mehr als tausend Generationen und trotzdem bekommen sie Arteriosklerose. Das bedeutet, dass es auch nach mehr als tausend Generationen beim Huhn zu keiner genetischen Adaption an die Kohlenhydrate gekommen ist. Das ist auch nicht wirklich verwunderlich, denn Arteriosklerose wirkt sich relativ spät im Leben aus - jedenfalls erst nach der Fortpflanzungsperiode - sowohl beim Huhn als auch beim Menschen. Das bedeutet, dass Arteriosklerose sich nicht auf die Fortpflanzung auswirkt und daher durch natürliche Auslese kaum eliminiert werden kann.

Wir sollten immer daran denken, dass das heutige Getreide ein Kunstprodukt ist, da es durch den Menschen zu dieser besonders stärkereichen Form gezüchtet worden ist.

Die Einführung der Stärke in die Ernährung des Menschen war aber erst der erste Schritt. Die wirklichen Probleme, unter denen wir heute leiden, haben im 19. Jahrhundert begonnen.

Zucker und Auszugsmehl – die ultimative Katastrophe

Machen wir gemeinsam ein Gedankenexperiment: Versetzen wir uns in der Zeit etwa 200 Jahre zurück – an das Ende des 18. Jahrhunderts. Begeben wir uns in einen „Supermarkt" und begutachten wir das Nahrungsmittelangebot der damaligen Zeit, insbesondere das Angebot an kohlenhydratreichen Nahrungsmitteln. Im Vergleich mit heutigen Supermärkten ist das Bild enttäuschend. Das einzige kohlenhydratreiche Nahrungsmittel war in Europa: Vollkornbrot – ein grobes Sauerteigbrot, dazu noch einige Getreidesorten. Im asiatischen Raum finden wir an Stelle von Getreide und Brot ungeschälten Reis. Mehr hat es damals nicht gegeben.

Der Kohlenhydratanteil der Nahrung in der damaligen Zeit stammte also in Europa - abgesehen von Kohlenhydraten aus Obst und Gemüse - aus Vollkorngetreide, das hauptsächlich als Brot auf den Tisch gekommen ist. Diese Situation änderte sich in den 70er Jahren des 19. Jahrhunderts mit der Einführung des Walzenmahlwerks. Dieses hat die Herstellung von wesentlich feineren Mehlen, den so genannten Auszugsmehlen, ermöglicht. Wir haben dies schon in einem früheren Kapitel erwähnt. Bei dieser Mahlart werden die Randschichten und der fetthaltige Kern des vollen Korns abgetrennt. Die Randschichten enthalten neben Vitaminen des B-Komplexes und Mineralsalzen unverdauliche Ballaststoffe. Durch die Entfernung des fetthaltigen Zentrums sind Auszugsmehle – im Gegensatz zum Vollkornmehl, das wegen des höheren Fettgehaltes früher ranzig wird – wesentlich haltbarer und damit für industrielle Zwecke besonders geeignet.

Mit Hilfe der Auszugsmehle konnten dann feinere Brotsorten, vor allem

Weißbrot, gebacken werden, die sehr arm an Ballaststoffen und an Mineralsalzen und Vitaminen waren; Auszugsmehl wird aber auch zur Herstellung von süßen Backwaren, wie Keksen, Kuchen, Biskuits, u. s. w. verwendet.

Der verminderte Nährstoffgehalt ist nur ein negativer Aspekt der Auszugsmehle. Viel wichtiger ist der Unterschied im Glykämischen Index. Während Vollkornmehl einen relativ gesehen niedrigeren GI aufweist, haben Auszugsmehle einen sehr hohen GI. Zudem ist jetzt an Stelle von ballaststoffreichen, schwerer verdaulichen Vollkornprodukten leicht verdauliches Auszugsmehl auf den Tisch gekommen, von dem mehr gegessen werden konnte. Etwa zur gleichen Zeit ist auch die Kartoffel in die menschliche Ernährungspalette aufgenommen worden, ein weiteres „Stärkekonzentrat" mit hohem Glykämischem Index.

Vor nicht einmal 200 Jahren ist dann eine weitere, noch massivere Belastung unseres Organismus durch die Einführung des Industriezuckers entstanden. Damals ist zum Mehl, das wenigstens das Überleben des Menschen gesichert hat, noch ein Genussmittel hinzugekommen, dessen Folgen noch schlimmer sind: **Zucker**! Industriezucker hat ebenfalls einen hohen Glykämischen Index.

Zucker ist besonders gefährlich, weil der süße Geschmack uns Menschen dazu verleitet, große Mengen davon zu konsumieren.

Zucker ist sicher das „erfolgreichste" Nahrungsmittel des vergangenen Jahrhunderts. Der Zuckerkonsum ist in den vergangenen 150 Jahren in den Industrieländern auf das bis zu 20-fache (!) gestiegen. In den USA haben die Menschen Mitte des 19. Jahrhunderts pro Jahr weniger als 5 Kilogramm pro Kopf verbraucht, mit dem Beginn des 20. Jahrhunderts waren es bereits mehr als 20 Kilogramm pro Kopf. Heute konsumiert jede/r Amerikaner/in im Schnitt fast 70 Kilogramm Zucker pro Jahr (5,73)! Man schätzt, dass in Amerika bis zu 40 % des täglichen Kalorienbedarfs allein durch Zucker gedeckt wird, nicht eingerechnet sind hier die Stärke aus Mehl, Mais, Kartoffeln und Reis. Stellen Sie sich bitte die verheerenden Auswirkungen auf das Insulin und den Blutzuckerspiegel vor!

In Europa sind die Verhältnisse vergleichbar: Im Jahre 1825 hat jede/r Deutsche 2 Kilogramm Zucker konsumiert, 1914 waren es 14 Kilogramm, 1980 bereits 36 Kilogramm, und heute sind es über 60 Kilogramm pro Jahr (16).

Neben Süßwaren verursachen sicher gesüßte Getränke den größten Anstieg des Zuckerkonsums.

Wenn die Menschen in früheren Jahren Durst hatten, tranken sie Wasser, heute greifen sie meist zu zuckerhaltigen Getränken. Dieser Trend hat mit der Cola-Manie begonnen, die in den 90er Jahren des 19. Jahrhunderts die amerikanische Bevölkerung erfasst hat (5). Mit der massiven Steigerung des Zuckergehaltes der täglichen Nahrung stieg auch die Glykämische Ladung. Die Kombination von Zucker und Weißmehl, z. B. in Backwaren, verleiht diesen Produkten eine besonders hohe Glykämische Ladung.

Es ist sicher kein Zufall, dass mit dem Beginn des 20. Jahrhunderts Diabetes und Koronarerkrankungen stetig zugenommen haben.
Wenn Sie heute in einen Supermarkt gehen, so fällt sofort eines auf: das enorme Angebot an Zuckerwaren, Süßigkeiten, süßen Snacks, an Produkten aus Auszugsmehl, an zuckerhaltigen Getränken u. a. m.
Die Werbung der Zuckerindustrie und der zuckerhaltigen Limonaden vermittelt immer noch den Eindruck, dass die beworbenen Produkte unschädlich und ungefährlich seien.

Doch die Gefährlichkeit von Zucker ist längst erwiesen: Der bekannte deutsche Ernährungswissenschafter Dr. M. O. Bruker befasst sich in seinem Buch „Zucker, Zucker - Krank durch Fabrikszucker“ ausführlich mit den durch Zucker hervorgerufenen Krankheiten.
Eindeutig erwiesen ist, dass Zucker und Weißmehl allein verantwortlich für den massiven Zahnverfall, vor allem in den westlichen Industrieländern, sind. Bereits Kinder und Jugendliche haben einen sehr hohen Befall mit Zahnkaries. Klar erwiesen ist auch, dass Zucker eine zentrale Rolle bei der Entstehung des „tödlichen Quartetts“ spielt. Hoher Zuckerkonsum wird mit Morbus Crohn, Krebs, Leberverfettung, der Entstehung von Cholesteringallensteinen, von chronischem Gelenksrheumatismus, Gicht, hypochromer Anämie, ja sogar mit Geisteskrankheiten sowie Verhaltensstörungen bei Jugendlichen in ursächlichen Zusammenhang gebracht (16).

Zudem ist Zucker ein „Vitamin-B-Räuber“, denn zu seiner Verarbeitung im Organismus wird viel Vitamin B verbraucht, dies führt zu einem Vitamin-B-Mangel, der sich u. a. durch Nervenentzündungen (Polyneuropathien) äußert. Gleiches gilt im übrigen auch für das Auszugsmehl.
Dr. John Yudkin, ein berühmter Ernährungswissenschafter am Ernährungswissenschaflichen Institut in London, der sich jahrzehntelang mit der Erforschung von durch Zucker hervorgerufenen Erkrankungen befasst hat, hat bereits 1974 in seinem Buch „Süß aber gefährlich – Der Zuckerreport“ die schädlichen Auswirkungen von Industriezucker auf die Gesundheit des Menschen beschrieben. Er kam zu dem Schluss: „Zucker sollte verboten werden!“ (166).

Dass Zucker wirklich eine gefährliche Substanz ist, können Sie auch daraus sehen, dass Zucker - nach einem Gerichtsurteil aus dem Jahre 1986 – in Deutschland als Schadstoff bezeichnet werden darf (16).
Wir möchten Sie des weiteren darauf aufmerksam machen, dass Zucker heute sogar Suchtpotential, vergleichbar mit Nikotin und Alkohol, zugeschrieben wird (16).

Auf den Punkt gebracht: Mit der Einführung des Ackerbaus, der Züchtung und dem Konsum von stärkereichen Pflanzen hat der Mensch eine neue, problematische Stoffwechselsituation geschaffen. Zahlreiche vorher noch nicht da gewesene Erkrankungen sind aufgetreten, als der Mensch seine gewohnte (kohlenhydratarme, stoffwechselgerechte) Ernährung aufgegeben hat. Die Situation hat sich im vergangenen Jahrhundert durch den hohen Verbrauch an Auszugsmehl und Kartoffeln, vor allem aber durch die massive Zunahme des Zuckerkonsums verschärft. Heute lebende Volksstämme, die sich als Jäger und Sammler ernähren, sind so lange normalgewichtig und frei von Zivilisationskrankheiten, solange sie keine Kohlenhydratkonzentrate in ihre Ernährung integrieren.

DIE FETTSTORY

Irrungen und Wirrungen

Hier sind wir also heute, am Beginn des 21. Jahrhunderts, mit einem Stoffwechsel, der an die Bedingungen der Zeit vor dem Ackerbau adaptiert ist und leiden unter den Auswirkungen einer Ernährung, an die wir eben nicht angepasst sind.
Wie die wissenschaftlichen Untersuchungen, die wir Ihnen präsentiert haben, beweisen, sind wir Menschen an eine kohlenhydratreiche Ernährung, insbesondere an Kohlenhydrate mit hohem Glykämischem Index, nicht gewöhnt. Besonders für Menschen mit Insulinresistenz und Hyperinsulinismus - also für die meisten übergewichtigen Menschen - ist eine solche Ernährung mit Sicherheit nicht geeignet, weil sie diese Stoffwechselstörung verstärkt und damit die gesundheitlichen Probleme verschärft.

Nicht geeignet ist sie auch für etwa 25 % der normalgewichtigen „gesunden" Bevölkerung, die eine mehr oder minder ausgeprägte Insulinresistenz hat, ohne es zu wissen. Wenn man berücksichtigt, dass etwa 40 - 50 % der Bevölkerung mehr oder minder übergewichtig sind, so kommt man auf einen Prozentsatz von **bis zu 60 % der Gesamtbevölkerung**, für die eine kohlenhydratreiche Ernährung nicht geeignet ist. Die Restbevölkerung mag im Moment noch ausgenommen sein.

Der amerikanische Ernährungsexperte Professor Walter Willett, Vorstand des Instituts für Ernährung und öffentliche Gesundheit der Universität von Harvard, schrieb 1998 in einem Leitartikel in der angesehenen amerikanischen Fachzeitschrift American Journal of Clinical Nutrition:
„Die Botschaft in den vergangenen Jahren war, dass eine an komplexen Kohlenhydraten reiche Ernährung die Gesundheit fördere ... Es gibt jedoch keinen Beweis dafür, dass diese Nahrungsmittel eine gesundheitsfördernde Wirkung haben. Im Gegenteil: die Ergebnisse von Stoffwechselstudien und von epidemiologischen Studien weisen darauf hin, dass eine erhöhte Zufuhr dieser Nahrungsmittel der Gesundheit schaden könnte... " (157,183).

Dies ist angesichts der überwältigenden Beweise für den gesundheitsschädigenden Effekt, den eine kohlenhydratreiche Ernährung auf einen Gutteil der Bevölkerung hat, noch sehr vorsichtig ausgedrückt.

Woher stammt eigentlich der Glaube, dass Kohlenhydrate gesund seien?

Dieser Irrglaube ist durch die Meinung, dass Fett schädlich sei, entstanden. Ausgangspunkt der Mär vom schädlichen Fett sind die USA. Der amerikanische Wissenschaftsjournalist G. Taubes hat die „Irrungen und Wirrungen" um die Entstehung der Fetthysterie in der renommierten Zeitschrift Science „The soft science of dietary fat" (März 2001) detailliert beschrieben (145). Wir geben Ihnen hier einen Überblick über den Inhalt dieses Artikels:
Bereits Anfang des 20. Jahrhunderts ist eine Zunahme an Herzkrankheiten festgestellt worden. Während der Kriegsjahre war dieser Trend leicht rückläufig, doch nach dem 2. Weltkrieg ist es zu einer neuerlichen, besorgniserregenden Zunahme von Arteriosklerose und Herzinfarkten in Europa, besonders aber in den USA, gekommen.
Auf der Suche nach der Ursache für die Zunahme der Herzkrankheiten und der Arteriosklerose sei man auf das Fett gestoßen. Der (angeblich) gestiegene Fettkonsum sei die Ursache für diese Entwicklung: Das Fett und das Cholesterin aus der Nahrung würden zu einer Einlagerung von Fett und Cholesterin in den Gefäßwänden führen. Mehrere Studien seien initiiert worden, um diese Hypothese zu beweisen. In der „Seven-Countries"-Studie (75) und der Framingham-Studie (146) habe man einen scheinbaren Zusammenhang zwischen dem Konsum von tierischen Fetten und der Entstehung von Arteriosklerose gefunden. Die Studien haben allerdings zahlreiche Widersprüche enthalten (so haben z. B. die Franzosen und die Griechen einen sehr hohen Fettverbrauch und eine sehr niedrige Herzinfarktrate). Um die Dinge zu klären, wurden zahlreiche sehr aufwendige und sehr teure Studien durchgeführt, unter anderem die MRFIT (Multiple-Risk-Factor-Intervention-Trial) (104) und die LRCCPPT (Lipid-Research-Clinic-Coronary-Primary-Prevention-Trial) (147). Der endgültige Beweis wollte einfach nicht gelingen, doch die ame-

rikanische Gesundheitsbehörde habe angesichts der hohen Zahl der Herzkrankheiten dringend eine Entscheidung benötigt.

So sei – gegen die Empfehlung von zahlreichen Ernährungsfachleuten, die dafür plädierten, die komplizierte Problematik noch genauer zu untersuchen – im Jahre 1984 in den USA von der dortigen Gesundheitsbehörde (National Institute of Health) die Empfehlung an alle AmerikanerInnen abgegeben worden, das Fett in der Nahrung zu reduzieren, weil es für die Entstehung der Arteriosklerose verantwortlich sei. Das Motto dabei war: „Wenn es nichts nützt, wird es schon nicht schaden".

Die Behörde brauchte also eine Entscheidung, den endgültigen Beweis sollte die Wissenschaft nachliefern. Das amerikanische U.S. Surgeon Office wurde 1988 beauftragt, einen Bericht zu verfassen, der den endgültigen Beweis enthalten sollte.

Obwohl Hunderte Millionen Dollar für immer neue Studien ausgeben wurden, ist der gewünschte Beweis, dass Fett für die Entstehung von Arteriosklerose verantwortlich sei und dass weniger Fett im Essen das Leben verlängere, bis heute nicht gelungen.

1999 hat das U.S. Surgeon Office mitgeteilt, dass es seine diesbezüglichen Bemühungen endgültig einstelle und es keinen derartigen Bericht geben werde (**„... the report would be killed"**) (145).

Es ist eben schwer, etwas zu beweisen, was nicht stimmt.
Bei den damaligen Überlegungen ist etwas außer Acht gelassen worden: Möglicherweise hatte der Fettkonsum wirklich etwas zugenommen, aber gleichzeitig ist der Konsum an Zucker im Laufe des Jahrhunderts massiv angestiegen. Waren es Mitte des 19. Jahrhunderts nur einige Kilogramm Zucker pro Mensch und Jahr, so lag der Verbrauch der AmerikanerInnen Mitte des 20. Jahrhunderts bereits bei über 50 Kilogramm – heute hat er schon die 70 Kilogrammmarke erreicht!

Die Entwicklung des Fett- und Zuckerkonsums

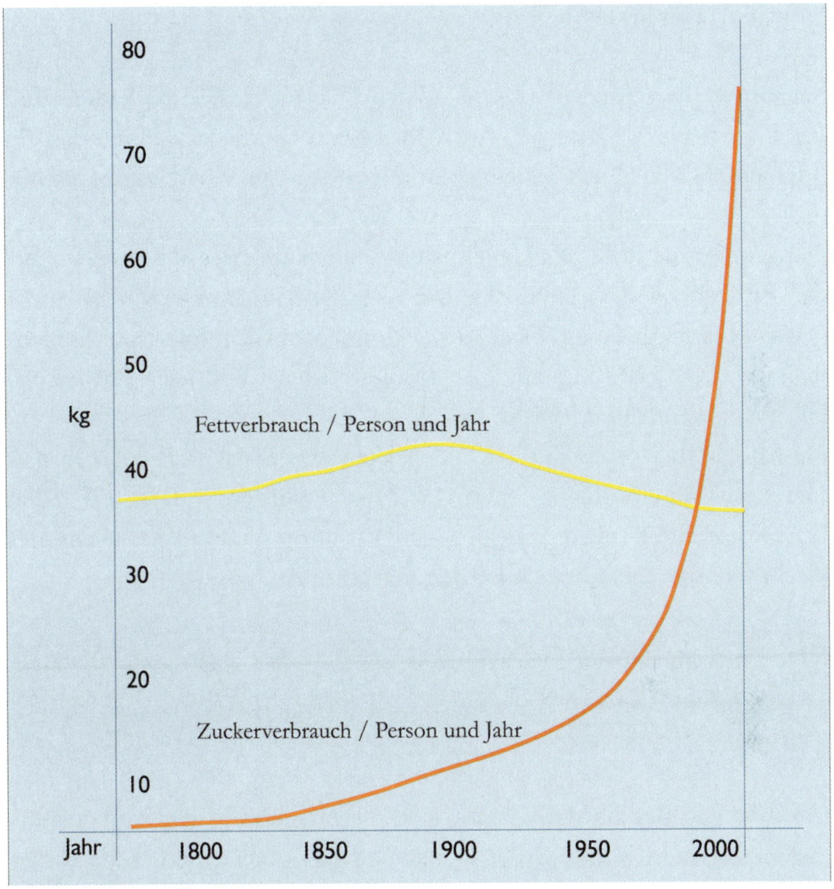

Hier sehen Sie, dass der Fettkonsum über die Jahre innerhalb eines begrenzten Bereiches bleibt, der Zuckerkonsum aber massiv angestiegen ist.

Trotzdem - ab damals gilt der Übeltäter für Arteriosklerose und Herzkrankheiten als vermeintlich gefunden und kann somit bekämpft werden. Fett und Cholesterin galten ab damals als „schlecht“ und sollten stark reduziert werden. Die Folgen davon sind logisch:
Wo sind am meisten Fett und Cholesterin enthalten? Genau – in tierischen Fetten, im Fleisch, in Milchprodukten u. s. w. Primär ist es nur um das „schädliche“ Fett gegangen. Aber wenn nun Fett und tierische Produkte als „schädlich“ gelten und stark eingeschränkt werden sollen, dann bleiben nur mehr pflanzliche Produkte, also Kohlenhydrate, als Energieträger.

Und so sind allmählich die Kohlenhydratkonzentrate als besonders wertvolle Nahrungsbestandteile angesehen worden.

Wie oft wurde gepredigt: „Essen Sie mehr Kartoffeln/Getreide/Reis und das Fleisch nur als Beilage.“ Auch Ihre Eltern werden zu Ihnen das ein oder andere Mal gesagt haben: „Nimm ein Brot zur Wurst/zum Käse!“

Damals war die Rolle des Hyperinsulinismus und der Insulinresistenz bei der Entstehung der Arteriosklerose und des Herzinfarktes noch nicht genau bekannt gewesen. Ebenso war der negative Einfluss einer kohlenhydratreichen Nahrung auf die Insulinresistenz und den Hyperinsulinismus noch nicht erforscht.
Deshalb ist bei der Suche nach den Ursachen für Arteriosklerose und Herzkrankheiten nicht berücksichtigt worden, dass in den Nachkriegsjahren nicht nur der Fettkonsum, sondern vor allem der Zucker- und Mehlverbrauch wieder zugenommen hatte.

Und so ist aus einer Annahme („Fett ist schädlich“) eine unabdingbare Gewissheit und eine heute allgemein anerkannte „Wahrheit“ geworden, die selbstverständlich auch in Europa Gültigkeit erlangt hat.

Obwohl der Beweis dafür, dass eine Verminderung des Fettkonsums zugunsten einer Erhöhung des Konsums von Kohlenhydraten das Risiko für Arteriosklerose vermindert, gefehlt hat und bis heute fehlt (131), werden wir Menschen nach wie vor aufgefordert, viele Kohlenhydrate zu essen und den Fettkonsum einzuschränken, und in dem Glauben gelassen, dies sei gut für unsere Gesundheit.

Sehen wir uns den Wirklichkeitsbeweis einmal genauer an.
Die damaligen Empfehlungen sind in die Tat umgesetzt worden:
In den vergangenen Jahren ist der durchschnittliche Anteil des Nahrungsfettes am „Pro-Kopf-Kalorienverbrauch“ von 40 auf 33 % zurückgegangen. Zum Ausgleich ist der Anteil der Kohlenhydrate auf 52 % gestiegen (73). Der Fettgehalt der Nahrungsmittel ist laufend reduziert worden. In den USA, als Vorreiter dieses Trends, gibt es heute schon fast nur mehr fettreduzierte Nahrungsmittel („low-fat“, „no-fat“, „low-

cholesterin“ und „cholesterin-free“). Aber haben diese diäteren Maßnahmen den gewünschten Erfolg gebracht? Stellen wir uns einfach die Frage: **Sind die Menschen dort schlank und gesund?**

Das Gegenteil ist der Fall: Im gleichen Zeitraum, in dem der Fettgehalt der Nahrung reduziert worden und der Fettverbrauch weniger geworden ist, hat der Anteil der übergewichtigen AmerikanerInnen um mehr als 30 % zugenommen!

Wenn Sie heute die USA besuchen, fällt Ihnen mit Sicherheit die enorme Zahl von dicken AmerikanerInnen auf. Heute sind bereits 2/3 der AmerikanerInnen übergewichtig, ein Gutteil sogar fettsüchtig. Die Tendenz ist weiterhin steigend. Man hat den jetzigen Trend in den USA hochgerechnet: Danach ist zu erwarten, dass im Jahr 2030 alle erwachsenen AmerikanerInnen übergewichtig sein werden. Auch die gesundheitliche Situation in den Vereinigten Staaten ist besorgniserregend: Diabetes vom Typ 2 nimmt epidemieartig zu und ist längst nicht mehr eine Erkrankung älterer Menschen („Alters-Diabetes“). Bereits bei Jugendlichen wird Arteriosklerose festgestellt, viele sind stark übergewichtig. Dies alles, obwohl – oder eben gerade weil – sich die AmerikanerInnen an die diäteren Maßnahmen halten.

Wie ist die Situation bei den **Herzerkrankungen**?
Im gleichen Zeitraum, in dem das Fett in der Nahrung reduziert worden ist, hat die Zahl der Herzkranken deutlich zugenommen.
So ist die Zahl der Behandlungen wegen Herzerkrankungen von 1979 bis 1996 in den USA von 1,2 Millionen auf 5,4 Millionen angestiegen. Die Zahl der Todesfälle ist zwar durch verbesserte medizinische Behandlungsmethoden gesunken, aber der **Anstieg der Behandlungen um 4,2 Millionen** muss doch zu denken geben.
In Europa und auch in vielen außereuropäischen Ländern sind „dank der Globalisierung“ die gleichen Probleme – nur eben etwas zeitversetzt – zu registrieren.
Obwohl heute bereits eine Fülle von Beweisen vorliegt, dass eine kohlenhydratreiche Ernährung Menschen mit Insulinresistenz sogar schadet, bleibt diese Empfehlung aufrecht. Dazu Walter Willett,

Ernährungsexperte der Harvard Universität: *„Ein Skandal. Sie* (die amerikanische Gesundheitsbehörde) *sagt: Man braucht ein hohes Maß an Beweisen, um die Empfehlungen zu ändern, was nicht einer gewissen Ironie entbehrt, weil es nie ein hohes Maß an Beweisen gab, um sie* (die Empfehlungen) *abzugeben."* (145).

Die offiziellen Stellen wollen sich diesmal gut absichern, ehe sie eine neue Diät-Empfehlung herausgeben. Dies ist nach den Problemen, die durch die „Anti-Fett-Kampagne" entstanden sind, durchaus verständlich. Wahrscheinlich soll noch eine große Zahl von weiteren Studien durchgeführt werden, die womöglich über Jahre laufen.
Doch die Beweislage ist jetzt schon erdrückend, wie wir Ihnen demonstriert haben. Und bis von offizieller Seite eine entsprechende Empfehlung kommt, kann noch viel Zeit vergehen – Zeit, in der Ihre Gesundheit beeinträchtigt werden kann.
Zynisch gesagt, kann man die gesamte Entwicklung als (unbeabsichtigtes) großangelegtes Experiment an Menschen betrachten, mit dem Ziel, herauszufinden, wie sich ein Übermaß an Kohlenhydratkonzentraten auf den menschlichen Organismus auswirkt. Beantworten Sie sich selbst die Frage: „Wollen Sie weiter an diesem „Experiment" teilnehmen?"

Wenn Sie unsicher sind, weil Sie immer wieder die gleiche Leier hören: „Fett ist schlecht....." usw., so bedenken Sie bitte: Die in diesem Buch dargelegten Zusammenhänge und Fakten beruhen nicht auf Hypothesen, wir haben diesem Buch die Ergebnisse von wissenschaftlichen Untersuchungen zugrunde gelegt, die ursprünglich durchgeführt worden sind, um die Hypothese vom schädlichen Fett zu untermauern. Aber das Gegenteil ist nachgewiesen worden:

Nicht das Fett, sondern **die Kohlenhydratkonzentrate sind schädlich!**

Trotz der unzähligen wissenschaftlichen Erkenntnisse der letzten zwei Jahrzehnte klebt die Meinung, dass Fett schädlich sei, heute noch immer fest wie ein Kaugummi am Schuhabsatz – sie ist kaum loszuwerden.

Vorurteile und Fakten

Da das Fett seit Jahrzehnten für (fast) alles Böse in der Welt verantwortlich gemacht worden ist, wie z. B.:

- Fett erzeuge Arteriosklerose
- Fett verursache Herzkrankheiten
- Fett mache dick
- Fett erzeuge Krebs,

wollte man dies auch in Form von wissenschaftlichen Studien untermauern.

Um es vorweg zu nehmen: Es gibt keinerlei Beweise für diese Annahmen! Diesbezügliche Versuche sind gescheitert. Hier die Ergebnisse der wichtigsten dieser Untersuchungen:

Fett und Herzinfarkt

Wie schon zuvor berichtet, haben epidemiologische Studien keinen Beweis erbracht, dass die Völker mit dem höchsten Fettkonsum auch die höchsten Herzinfarktraten hätten.

Die Franzosen und die Kreter beispielsweise haben einen sehr hohen Fettverzehr, aber eine der niedrigsten Herzinfarktraten Europas.

Wir haben bereits im Kapitel „Ernährungsgeschichte“ darauf hingewiesen und möchten an dieser Stelle noch einmal die Wichtigkeit folgender Ergebnisse herausstreichen:

Die Eskimos haben sich praktisch ausschließlich vom Fleisch und vom Fett der Robben und Fische ernährt, und bei ihnen sind Arteriosklerose und Herzinfarkte kaum vorgekommen. Auch die Massai, ein Nomadenvolk in Afrika, ernähren sich ausschließlich vom Fleisch, vom Fett und der Milch ihrer Rinder, ihre Nahrung ist damit ausgesprochen fettreich. Auch bei ihnen finden sich weder Arteriosklerose noch Herzkrankheiten (39,105).

Bei all jenen Volksstämmen, die bis in die heutige Zeit als Jäger und Sammler gelebt und ihre steinzeitliche Ernährungsweise beibehalten haben, kommen Übergewicht und Arteriosklerose, Diabetes und Bluthochdruck praktisch nicht vor. Der Fettanteil in deren Nahrung liegt aber durchwegs zwischen 40 und 50 % und manchmal noch darüber (32,39,40,105)!

Bei allen diesen Völkern sind Zivilisationskrankheiten extrem selten – solange sie sich auf ihre traditionelle Weise ernähren. Sobald sie raffinierte Kohlenhydrate, also Zucker und Mehl, in ihre Ernährung übernehmen, treten auch bei ihnen Arteriosklerose und Herzinfarkte auf.
Kaum ein Problem wurde in den vergangenen Jahrzehnten so intensiv untersucht wie der Zusammenhang zwischen Cholesterin und Herzinfarkt und die Möglichkeiten, durch diätetische Maßnahmen die Häufigkeit von Herzinfarkten zu reduzieren.
Nach unzähligen Studien zu dieser Frage (und Kosten von Hunderten Millionen von Dollar) kann man heute nur sagen, dass Cholesterin möglicherweise etwas mit der Entstehung von Herzinfarkten zu tun hat. Doch die verminderte Zufuhr von Fett und Cholesterin hat weder einen Einfluss auf die Sterberate durch Herzinfarkte noch Auswirkungen auf die Gesamtsterblichkeit (18,122).
In diesem Zusammenhang sollte uns auch zu denken geben, dass bei einem beträchtlichen Prozentsatz an Herzinfarkten die betroffenen Menschen normale oder sogar niedrige Cholesterinwerte hatten.
Dagegen ist heute gesichert: Koronarsklerose und damit Herzinfarkte sowie eine Erhöhung von Cholesterin und Triglyceriden haben ihre gemeinsame Ursache in der Insulinresistenz (163). Und Kohlenhydratkonzentrate spielen, wie schon gesagt, bei der Entwicklung der Insulinresistenz eine zentrale Rolle.

Fett und Blutfette

Als in der zweiten Hälfte des 20. Jahrhunderts dem Cholesterin eine wesentliche Rolle bei der Entstehung der Arteriosklerose zugeschrieben wurde, hat man in einer ganzen Reihe von wissenschaftlichen Untersuchungen den Einfluss von Cholesterin und Fett in der Nahrung auf die Blutfette untersucht:

Verschiedene Studien belegen, dass unser **Cholesterinspiegel vom Cholesteringehalt der Nahrung kaum beeinflusst wird. Ob wir viel oder wenig Cholesterin mit der Nahrung zu uns nehmen, verändert den Cholesterinspiegel – wenn überhaupt – nur minimal.** Dies gilt sowohl für gesunde als auch für insulinresistente Menschen (12,64,95,98).

Der Cholesterinspiegel wird praktisch zur Gänze durch körpereigene stoffwechselbedingte Faktoren bestimmt.

In einer Studie, durchgeführt an der Harvard-Universität, ist man 1999 der Frage nachgegangen, inwieweit der Konsum von Eiern das Herzinfarktrisiko erhöht (immerhin enthält ein Ei eine beachtliche Menge an Cholesterin). Das Ergebnis: Auch der Konsum von mehr als einem Ei pro Tag hat bei Männern keinen Einfluss auf das Infarktrisiko, bei Frauen hat das Infarktrisiko sogar abgenommen (64).

Auch der Versuch, die Cholesterinwerte durch eine Reduzierung des Fettes in der Nahrung zu senken und zwar, indem Fett durch Kohlenhydrate ersetzt wurde, hat nicht den gewünschten Erfolg gebracht. Im Gegenteil: Eine große Zahl von Studien hat ergeben, dass fettarme und kohlenhydratreiche Diäten sich negativ auf die Blutfette auswirkten, und dies sogar schon bei gesunden Menschen. Sie senken zwar leicht das LDL-Cholesterin, aber noch mehr das „gute" HDL-Cholesterin, dagegen werden die Triglyceride und das VLDL-Cholesterin erhöht (47,55,78,97, 158).
Besonders die Auswirkungen auf den Triglyceridspiegel sind von Bedeutung. Unter kohlenhydratreicher Diät beginnt die Leber, Triglyceride zu produzieren – also Fett zu erzeugen (9,65). Dieser Effekt ist in geringerem Maße bereits bei Gesunden (112,151) und sogar bei Ausdauerathleten (148) nachweisbar. Besonders negativ aber wirken sich solche Diäten bei Menschen mit Insulinresistenz aus. Bei diesen bewirkt eine kohlenhydratreiche Nahrung eine krankhafte Erhöhung des Triglyceridspiegels und des VLDL-Cholesterins sowie eine Senkung des HDL-Cholesterins (1,9,10,15,25,34,46,48,125,148). Daraus entsteht dann genau jene Konstellation von Blutfetten, die die Entstehung von Arteriosklerose begünstigen soll.

Stoffwechselgerechte Diäten wirken sich dagegen – unabhängig von ihrem Fettgehalt - auf die Blutfette günstig aus (47,97,107).

Dass tierische Produkte und insbesondere Fett in der Nahrung nicht die Ursache einer Verschlechterung der Cholesterinwerte sind, zeigt auch eine

Studie, die der amerikanische Internist Dr. Newbold 1988 veröffentlicht hat (107). Er behandelte eine Gruppe von PatientInnen, die sehr schwere Nahrungsmittelallergien hatten, mit einer Diät, die ausschließlich aus (Rind)Fleisch und ein wenig Gemüse bestand – und das über einen Zeitraum von 6 – 24 Monaten. Dr. Newbold machte dabei die erstaunliche Beobachtung, dass sich bei **allen** PatientInnen die vorher erhöhten Blutfettwerte völlig normalisierten – nicht nur das Cholesterin, sondern auch die Triglyceride!
Auch wenn diese Ernährungsform nicht als Vorbild dienen sollte (Essen soll schließlich möglichst abwechslungsreich und ausgewogen sein), zeigt sich hier doch, dass die Annahme, Fett und Fleisch seien für schlechte Blutfettwerte verantwortlich, grundlegend falsch ist.

Gesättigt oder ungesättigt? Oder überhaupt anders?

Nachdem der Versuch, Fett durch Kohlenhydrate zu ersetzen, nicht den gewünschten Erfolg gebracht hatte, wurde versucht, gesättigte Fettsäuren (denen man eine besonders schädliche Wirkung zuschrieb), durch ungesättigte zu ersetzen.
Vor allem hochungesättigten Fettsäuren, wie sie in pflanzlichen Fetten vorkommen, hat man eine Zeit lang eine Schutzfunktion vor Arteriosklerose und Herzinfarkt zugeschrieben. Aus diesem Grunde wurde in den 80er Jahren des vergangenen Jahrhunderts empfohlen, gesättigte Fettsäuren zum Gutteil durch **mehrfach-ungesättigte** Fettsäuren zu ersetzen - das heißt tierisches Fett durch pflanzliche Öle - denn tierisches Fett enthält, relativ gesehen, mehr gesättigte Fettsäuren als Pflanzenfett. Mittlerweile stehen viele WissenschafterInnen dieser Auffassung sehr kritisch gegenüber, weil sich herausgestellt hat, dass diese mehrfach-ungesättigten Fettsäuren auch in die Zellmembranen der menschlichen Zellen eingebaut werden und hier zu negativen Einflüssen führen können.
Weitere Forschungen haben einen positiven Effekt der **einfach-ungesättigten Fettsäuren** auf die Cholesterinwerte bestätigt, so dass die aktuelle Empfehlung lautet, gesättigte Fettsäuren durch einfach-ungesättigte zu ersetzen. Die einfach-ungesättigten Fettsäuren sind in pflanzlichen Ölen – wie Raps- und Olivenöl – sowie in tierischen Fetten enthalten.

Doch haben diese Maßnahmen auch einen Einfluss auf die Entstehung des Herzinfarktes?

Zu dieser Frage ist weltweit eine große Zahl von Studien durchgeführt worden – mehrere hunderttausend Menschen sind in diese Studien einbezogen worden -, um den Einfluss der gesättigten und ungesättigten Fettsäuren auf die Entstehung des Herzinfarktes zu überprüfen: Die weitaus überwiegende Zahl der Untersuchungen hat ergeben, dass weder die gesättigten noch die einfach- oder mehrfach-ungesättigten Fettsäuren, noch der (teilweise) Ersatz der einen gegen die anderen einen nachweisbaren Einfluss auf die Entstehung von Herzinfarkten haben (122).

Vielleicht fragen Sie sich jetzt, ob es also keine Möglichkeit gibt, die Herzinfarktgefahr über die Nahrungsfette zu verringern?
Doch, die gibt es und zwar durch eine **Erhöhung der Omega-3-Fettsäuren** und **eine Verringerung der Omega-6-Fettsäuren** in der Nahrung.
Wie ist das zu verstehen?
Unter den mehrfach-ungesättigten Fettsäuren gibt es zwei verschiedene Arten – eben die Omega-3- und die Omega-6-Fettsäuren. Sie sind Bestandteil vieler Zellstrukturen im menschlichen Körper und für den Aufbau und die Funktion der Zellen überaus wichtig. Sie sollten physiologischerweise im Organismus in einem Verhältnis von 1 zu etwa 1-2 (Omega-3 zu Omega-6) vorliegen. Wenn jedoch mit der Nahrung zu viel von einer Art zugeführt wird, dann kommt diese Fettsäure öfter im Stoffwechsel vor, was ungünstige Auswirkungen hat. Und genau dies ist als Folge der heutigen menschlichen Ernährung geschehen. Es hat eine deutliche Verschiebung hin zur Omega-6-Fettsäure stattgefunden – und zwar durch den hohen Konsum an Getreide und Getreideölen (wie z. B. Maiskeimöl). Getreide enthält viele Omega-6-Fettsäuren und wenige Omega-3-Fettsäuren. **Omega-3-Fettsäuren** sind dagegen in höherer Konzentration **in Fischen** enthalten – vor allem im Lachs, im Hering, im Thunfisch und in der Makrele. Früher war auch das Fleisch von Zuchttieren reich an Omega-3-Fettsäuren. Heute ist dies nicht mehr der Fall, da die heutigen Zuchttiere mit viel Getreide gefüttert werden, so dass auch bei ihnen das Gleichgewicht zu Omega-6 hin verschoben ist.

Neben Fisch sind auch **Nüsse, Rapsöl** und **Olivenöl gute Quellen** für Omega-3-Fettsäuren. Der positive Einfluss der Omega-3-Fettsäuren auf die Verringerung der Herzinfarktrate ist in einer ganzen Reihe von Studien nachgewiesen worden (19,36,130,149).
Eine dieser Studien ist mittlerweile als „Lyon-Studie" berühmt geworden (36). In dieser Studie ist der Einfluss der Alpha-Linolensäure (einer Omega–3-Fettsäure) auf die Entstehung und Häufigkeit von Herzinfarkten untersucht worden. Zu diesem Zweck wurden 600 PatientInnen in zwei Gruppen aufgeteilt. Die eine Gruppe bekam eine herkömmliche Krankenhauskost. Die zweite Gruppe nahm eine „mediterrane" Kost ein, die reichlich Obst und Gemüse enthielt und bei der anstelle der üblichen pflanzlichen Öle und Fette (Sonnenblumenöl und Margarine) Rapsöl und eine für diesen Zweck eigens angefertigte Rapsölmargarine verwendet wurde. Der Erfolg war beindruckend: In der Rapsölgruppe gab es innerhalb des Beobachtungszeitraumes von zwei Jahren um 72 % weniger Herzinfarkte und um 70 % weniger Todesfälle. Diese Ernährung ist in weiterer Folge als „Kreta-Diät" bekannt geworden. Allerdings ist für die Öffentlichkeit (offenbar zu Werbezwecken) anstelle von Rapsöl Olivenöl empfohlen worden - obwohl Olivenöl etwas weniger Alpha-Linolsäure enthält.

Verwenden Sie also zum Kochen und Braten am besten Raps- oder Olivenöl.

Fett und Übergewicht

Mittels epidemiologischer Studien wurde in vergangenen Jahren versucht, einen hohen Fettgehalt der Nahrung für die Entstehung von Übergewicht verantwortlich zu machen. Dabei wurde auch darauf hingewiesen, dass Fett ja fast doppelt so viele Kalorien habe wie Eiweiß oder Kohlenhydrate und es deshalb logisch sei, dass Fett Übergewicht verursache (14).
Um diese Frage endgültig zu klären, wurden eine Reihe von Langzeituntersuchungen durchgeführt, bei denen Menschen Diäten mit einem unterschiedlichen Fettgehalt zu sich nahmen.
So wurden in einer Langzeitstudie, publiziert im angesehenen „Journal of the American Medical Association", 3000 AmerikanerInnen zehn Jahre lang in Bezug auf ihren Fettkonsum beobachtet.

Das Ergebnis der Studie: Der Fettkonsum hat tatsächlich Einfluss auf die Entwicklung von Übergewicht – aber anders, als erwartet! Diejenigen, die den relativ höchsten Fettkonsum hatten, aber gleichzeitig am meisten Ballaststoffe zuführten, hatten die geringste Gewichtszunahme zu verzeichnen. Diejenigen mit dem geringsten Fettkonsum und dem höchsten Kohlenhydratanteil hatten dagegen am stärksten zugenommen (89).
In der bisher größten Studie, die zu dieser Frage durchgeführt worden ist, wurden vier Gruppen gebildet, die ein Jahr lang Diäten mit sehr unterschiedlichem Fettgehalt zu essen bekamen. Hinsichtlich des Gewichts gab es nach einem Jahr keine Unterschiede zwischen den Mitgliedern der vier Gruppen. Dagegen war in der Gruppe mit dem niedrigsten Fettkonsum der höchste Anstieg der Triglyceride im Blut zu verzeichnen (46). (Dies ist, wie Sie bereits wissen, ein bedeutender Risikofaktor für die Entstehung der Koronarsklerose!)
Eine ganze Reihe von weiteren Untersuchungen belegt ebenfalls deutlich, dass ein hoher Fettgehalt der Nahrung – wenn überhaupt – nur einen äußerst geringen Einfluss auf das Körpergewicht hat (29,30,73,155,156). Sicherlich auch deshalb, weil Fett satt macht. Fast jede/r hat schon die Erfahrung gemacht: **Fett sättigt - und zwar langfristig.** Im Gegensatz zu Kohlenhydraten, denn nach Kohlenhydratmahlzeiten stellt sich das Gefühl „satt“ viel später ein. Dadurch essen wir mehr und werden zudem bald wieder hungrig. – Die Gründe dafür haben wir ja schon früher beschrieben.

Fett und Krebs

Es wurde immer wieder der Verdacht geäußert, dass fettreiche Nahrung das Krebsrisiko erhöhen könnte, vor allem das Risiko von Brustkrebs und Darmkrebs.
Diesbezügliche Langzeitbeobachtungen haben aber keine Zusammenhänge zwischen Fettkonsum und einem erhöhten Brustkrebs- oder Darmkrebsrisiko ergeben (51,60,61,66,106).
Im Gegensatz dazu konnte ein direkter Zusammenhang zwischen kohlenhydratreicher Ernährung und der Entwicklung von Krebs in einer ganzen Reihe von wissenschaftlichen Untersuchungen nachgewiesen werden: Bei Verzehr von viel **Pasta, Pizza, Brot und Reis**, also Nahrungsmitteln mit hohem Glykämischem Index, ist ein signifikant erhöhtes Risiko für

die Entstehung von Mundhöhlen-, Kehlkopf- und Speiseröhrenkrebs sowie für Magen- und Dickdarmkrebs und für Schilddrüsenkrebs nachgewiesen worden (24).
Auch in einer anderen Studie wurde bei Zufuhr von Nahrungsmitteln mit hohem GI ein von anderen Faktoren unabhängiges, erhöhtes Darmkrebsrisiko bestätigt (136,142). Besonders ausgeprägt ist dieser Zusammenhang bei Übergewichtigen, die wenig Bewegung machen (142).
Mittlerweile deuten immer mehr Untersuchungsergebnisse darauf hin, dass Hyperinsulinismus eine entscheidende Rolle bei der Entstehung vieler Krebsarten hat (102).
Wir wollen Sie hier nicht überreden, viel Fett zu essen. Aber es ist nahezu überlebensnotwendig, das falsche Vorurteil „gute Kohlenhydrate – schädliches Fett" zu relativieren. Zudem ist Fett auch ein wichtiger Nahrungsbestandteil: Es gibt „essentielle" Fettsäuren, also solche, die unser Körper nicht selbst herstellen kann, die mit der Nahrung zugeführt werden müssen. Diese Fettsäuren sind für unsere Gesundheit außerordentlich wichtig.

Und wie steht es mit Fleisch?

Zusammen mit dem Fett ist in den vergangenen Jahrzehnten auch das Fleisch in Verruf geraten. Ernährungsberater mahnen „... wir essen zu viel Fleisch!"

Die Wissenschaft hat sich in den vergangenen Jahren auch mit dem Einfluss des Fleischverzehrs auf die Entstehung von Herzinfarkt beschäftigt:
Professor Bernard Wolfe von der University of Western Ontario in Kanada hat den Einfluss des Eiweißkonsums auf das Herzinfarktrisiko untersucht. In mehreren Studien hat er einen Teil der Kohlenhydrate durch tierisches Eiweiß – aus Fleisch, Fisch und Milchprodukten – ersetzt, wobei die Gesamtkalorienmenge und der Fettgehalt gleich waren. Diese Diät hat er bei Menschen mit normalen und mit erhöhten Cholesterinwerten getestet. Alle Studien haben zu gleichartigen Ergebnissen geführt: Mit höherem Eiweißgehalt und geringerem Kohlenhydratgehalt verbesserten sich die Blutfettwerte. Triglyceride und LDL-Cholesterin sind gesunken, das „gute" HDL-Cholesterin im Blut ist

gestiegen – also ein Effekt, der das Herzinfarktrisiko senkt (159-162)!
Eine weitere, ganz neue Studie, die Nurses Health Study, durchgeführt an der Harvard University, umfasst 80.000 Frauen, deren Gesundheitszustand über 14 Jahre beobachtet worden ist. Das Ergebnis dieser Studie: Eine hohe Eiweißzufuhr – durch pflanzliches oder tierisches Eiweiß – senkt das Herzinfarktrisiko deutlich. Dabei spielte es keine Rolle, ob die Nahrung gleichzeitig einen hohen oder niedrigen Fettgehalt hatte (63).
Schließlich hat eine Langzeitstudie aus Japan gezeigt, dass der höchste Eiweißkonsum – vor allem aus tierischen Produkten – mit der niedrigsten Schlaganfallrate einhergegangen ist (77).

Aus allen diesen Studien ergibt sich das gleiche Bild: Es ist weder das Fett noch das Fleisch, das für unsere gesundheitlichen Probleme verantwortlich ist, sondern das Übermaß an Kohlenhydraten.

Und das ist auch kein Wunder: **Wir Menschen sind an die Verstoffwechselung von Fett und Fleisch sehr gut adaptiert.** Nach Hunderttausenden von Jahren als Jäger und Sammler ist dies nicht anders zu erwarten. Gesundheitliche Probleme entstehen erst, wenn Kohlenhydratkonzentrate mit hohem Glykämischem Index, wie Zucker und Auszugsmehl, hinzukommen.
Wir haben Ihnen die neuen, wissenschaftlichen Erkenntnisse um die Auswirkungen das Nahrungsfettes deshalb so detailliert geschildert, weil durch die – mittlerweile widerlegte - Ansicht, dass Fett schädlich sei, Nahrungsmittel, die tierische Fette enthalten, in Verruf gebracht worden sind. Davon sind aber genau jene Nahrungsmittel betroffen, an die wir Menschen gut angepasst sind und die in Ihrer Ernährungsumstellung eine wichtige Rolle spielen. Es ist deshalb notwendig, dieses falsche Bild richtig zu stellen.

Es soll hier also nicht zu fettreichem Essen aufgefordert werden, sondern dazu, eine Nahrungszusammensetzung zu wählen, an die der menschliche Stoffwechsel angepasst ist.

DIE STOFFWECHSEL-GERECHTE ERNÄHRUNG

Sie kennen jetzt den Einfluss der kohlenhydratreichen Ernährung auf die Entstehung von Übergewicht und auf den Insulinspiegel, und Sie wissen darüber Bescheid, dass der, bei Übergewichtigen praktisch immer erhöhte, Insulinspiegel eine Gewichtsabnahme sehr schwierig macht. Wir haben aber auch schon gesagt, dass es eine Lösung für dieses Problem gibt: die **stoffwechselgerechte** Ernährung.

Wenn Sie dauerhaft abnehmen wollen, müssen Sie Ihren Körper auf diese stoffwechselgerechte Ernährung umstellen.
Ziel dieser Ernährungsumstellung ist eine Nahrungsauswahl, die einen möglichst geringen Einfluss auf die Insulinproduktion hat und damit zu einer Senkung und schließlich Normalisierung des Insulinspiegels und zur Beseitigung der Insulinresistenz führt.

Dadurch wird der „Schalter“ in Ihrem Organismus, der als Folge des Hyperinsulinismus auf „Nahrung speichern“ steht, umgelegt auf **„Gewicht normalisieren“**. Erst die Normalisierung des Insulinspiegels und die Einschränkung der schädlichen Kohlenhydrate erlaubt Ihrem Organismus, Fett zu verbrennen und sein **Sollgewicht** zu erreichen.
Unter dieser stoffwechselgerechten „Diät“ beginnt Ihr Körper dann von sich aus, Fett abzubauen und Gewicht zu reduzieren – und zwar **ohne zu hungern**!
Ja, Sie haben richtig gelesen, ohne zu hungern, denn wenn Sie Ihren Körper unterstützen, indem Sie schädigende Nahrungsmittel - sprich Kohlenhydratkonzentrate - vermeiden, beginnt er, sein Gewicht wieder in den Normbereich zu bringen. Man kann diesen Vorgang ohne weiteres mit dem Begriff „Selbstheilung“ in Zusammenhang bringen.
Dies ist der entscheidende Unterschied zu den übl(ich)en kalorienreduzierten Diäten!
Um diesen Vorgang zu unterstützen, produziert unser Körper in dieser Situation noch eine Reihe von spezifischen Hormonen – die „fettmobilisierenden Hormone“. Dieser natürliche Mechanismus ist von Stoffwech-

selexperten in verschiedenen wissenschaftlichen Untersuchungen nachgewiesen worden (23,113).
Zur Gewichtsabnahme kommt noch ein wesentlicher gesundheitlicher Effekt: Es sinkt oder normalisiert sich ein hoher Blutdruck, die Blutfettwerte bessern sich, sogar der entgleiste Stoffwechsel bei Typ 2 Diabetes stabilisiert sich, so dass Betroffene nicht selten auf Medikamente gegen hohen Blutdruck oder hohen Blutzucker verzichten können!
Eine Diät, die nicht nur das Gewicht senkt, sondern auch noch einen erhöhten Blutdruck und erhöhte Blutfette und die diabetische Stoffwechsellage verbessert? - Kann es das überhaupt geben?

Die Antwort ist ganz klar „Ja", und die Erklärung dafür ist ganz einfach:

Die Diät setzt bei der gemeinsamen Ursache von Übergewicht und hohem Blutdruck, erhöhten Blutfetten und Diabetes an, nämlich bei der Insulinresistenz und beim Hyperinsulinismus.

Die Möglichkeit, mit einer kohlenhydratreduzierten Ernährung Übergewicht zu reduzieren, ist schon seit den 70er Jahren bekannt – ebenso wie die damit verbundenen gesundheitlichen Vorteile.
So erschien im Jahre 1976 in der medizinischen Fachzeitschrift „Medizinische Klinik" ein Artikel mit dem Titel „Gewichtsreduktion durch eiweißreiche, kohlenhydratarme Ernährung". Wir wollen Ihnen die Zusammenfassung des Artikels hier ungekürzt wiedergeben:

Zusammenfassung:
„Bei 128 übergewichtigen Personen wurde über zwölf Monate der Einfluss einer standardisierten eiweißreichen, kohlenhydratarmen Diät geprüft. Dabei wurde festgestellt, dass es unter dieser Diät zu einer Gewichtsreduktion bis zu 38 % (64 Kilogramm) des Ausgangsgewichtes kam. Neben der Gewichtsreduktion kam es zu einer Normalisierung des Blutdrucks, des Fettstatus und des Blutzuckers. Die Diät kann ohne Bedenken ambulant durchgeführt werden und wird von den PatientInnen ausgezeichnet toleriert." (129)

Auch eine ganze Reihe weiterer Studien hat gezeigt, dass eine Reduzierung der Kohlenhydrate in der Ernährung sowohl zu einer Gewichtsreduktion

als auch zu einer Abnahme des Hyperinsulinismus und zu einer Normalisierung der Insulinwerte führt. Mit der Gewichtsabnahme kommt es auch zu einer Besserung der Insulinresistenz (52,72,79,103, 115,117,118,165).
Die stoffwechselgerechte Ernährung führt also zu einer Abnahme der Stoffwechselstörung und dadurch auch zu einer Besserung von Bluthochdruck und erhöhten Blutfetten. Weiters führt sie zu einer Gewichtsabnahme – ohne Zwang.
Wir müssen unserem Körper nur erlauben, zu dem Stoffwechsel zurückzukehren, an den er genetisch angepasst ist, nämlich zur Verarbeitung von Fett, dann kann unser Körper das tun, was er unter kohlenhydratreicher Ernährung nicht kann: das überschüssige Fett loswerden!

Der amerikanische Kardiologe Dr. Atkins und der österreichische Internist Dr. Lutz waren unter den ersten, die die kohlenhydratarme Ernährung bei ihren PatientInnen eingesetzt haben – und zwar anfänglich zu therapeutischen Zwecken.
Dr. Atkins berichtet, dass sich die Symptome von Herzkrankheiten bei sehr vielen seiner (meist übergewichtigen) PatientInnen unter dieser Diät gebessert haben (5).
Dr. Lutz hat als Internist die kohlenhydratarme Diät mit großem Erfolg ebenfalls bei PatientInnen mit Herzproblemen, vor allem aber zur Behandlung von Magen-Darmerkrankungen, von Gallenblasenleiden, von Zuckerkrankheit u. a. m. eingesetzt. Besonders beeindruckend sind seine Erfolge mit dieser Diät bei PatientInnen mit Colitis ulcerosa und mit Morbus Crohn. Dies sind zwei chronisch verlaufende entzündliche Darmerkrankungen, die in der Schulmedizin als unheilbar gelten. Er berichtet in seinem Buch „Leben ohne Brot", dass bei den von ihm mit dieser Diät behandelten PatientInnen die Krankheit zum Stillstand gekommen und sogar manchmal vollständig ausheilt ist – solange seine PatientInnen die Diät eingehalten haben. Auch bei PatientInnen mit Multipler Sklerose, einer entzündlichen Erkrankung des Zentralnervensystems, hat die Diät die Krankheit zum Stillstand gebracht (91). Gerade für mich als Arzt sind diese Erfolge sehr beeindruckend.
Die beiden oben zitierten Ärzte haben auch die Erfahrung gemacht, dass sich diese Diät ausgezeichnet zur Gewichtsreduktion eignet.

Eine kohlenhydratarme Diät muss logischerweise relativ gesehen mehr Eiweiß und Fett enthalten, da dem Körper ja eine gewisse Menge an Kalorien zugeführt werden muss. Wenn diese nicht aus den Kohlenhydraten stammt, so muss sie aus Eiweiß und Fett abgedeckt werden.

Diese beiden Ärzte waren allerdings der Ansicht, dass eine kohlenhydratarme Ernährung möglichst viel Fett enthalten sollte. So haben sie in ihren Diäten die komplexen Kohlenhydrate hauptsächlich durch Fett ersetzt.
Und so kam, was kommen musste: Im Zuge der Fett- und Cholesterin-Hysterie der letzten Jahrzehnte wurden sowohl die Lutz- als auch die Atkins-Diät als "viel zu fettreich" und als "Außenseiter-Diäten" eingestuft.
Im Zuge der neuen medizinischen Erkenntnisse um die Insulinresistenz und die damit verbundenen gesundheitlichen Probleme hat man sich in den USA vor kurzem wieder an die kohlenhydratarme Diät erinnert und neue Studien durchgeführt (152,182).
Im Gegensatz zur fettreichen Atkins- und Lutzdiät werden aber heute die Kohlenhydrate durch Eiweiß und nicht durch Fett ersetzt.
So wurden an der Duke University in South Carolina 69 übergewichtige Personen in 2 (von der Zusammensetzung her vergleichbare) Gruppen aufgeteilt:
Eine Gruppe erhielt eine kohlenhydratarme, eiweißreiche Dät ohne Kalorienbeschränkung - die TeilnehmerInnen konnten sich also immer satt essen.
Die zweite Gruppe wurde auf eine fettarme, kohlenhydratreiche, kalorienreduzierte Diät gesetzt. (Eine kohlenhydratreiche, fettarme Diät muss kalorienreduziert sein, weil sonst niemand damit abnehmen kann.)
Nach 6 Monaten hatte die erste (kohlenhydratarm ernährte) Gruppe im Schnitt 9,5 kg abgenommen, die zweite Gruppe dagegen nur 6,5 kg (152).
Wenn Sie dieses Ergebnis betrachten, sehen Sie, dass eine kohlenhydratreiche Ernährung - trotz Kalorienreduktion - zu einer deutlich geringeren Gewichtsreduktion führt.
Der entscheidende Punkt ist jedoch: Wie geht es nachher weiter? Eine kohlenhydratarme, stoffwechselgerechte Ernährung kann (und soll) man dauerhaft beibehalten - somit sinkt das Gewicht weiter, bis es sich normalisiert hat.

Eine kalorienreduzierte Diät kann niemand unbeschränkt aufrecht erhalten. Mit der Rückkehr zu einer Nahrungsmenge, die sättigt, steigt auch das Gewicht wieder an - der berüchtigte Jo-Jo-Effekt tritt somit ein!

Eine weitere, im Jahr 2002 publizierte, Studie belegt den Wert einer kohlenhydratarmen Diät bei übergewichtigen Kindern. Eine Gewichtsreduktion bei Kindern ist besonders schwierig, weil Kinder eine adäquate Nährstoffmenge für ihre Entwicklung brauchen und außerdem Hunger viel schlechter ertragen können. Die Autoren der Studie kommen zu der Schlussfolgerung, dass sich eine kohlenhydratarme Ernährung bei Kindern zur Gewichtsreduktion sehr gut eignet: Sie senkt nicht nur das Gewicht, sondern verbessert auch die Blutfettwerte (173). Die Kinder sind dabei immer mit den notwendigen Nährstoffen versorgt und können sich satt essen.

Unsere Vorfahren waren vor 10.000 Jahren durch die damaligen Umstände gezwungen, auf eine Nahrung umzusteigen, an die sie nicht angepasst waren, sie wären sonst verhungert.
Unsere moderne Landwirtschaft und Viehzucht ermöglicht es uns heute, aus einer Fülle von Angeboten jene Lebensmittel auszuwählen, die uns schlank und gesund machen und schlank und gesund erhalten.
Wir sind daher heute in der glücklichen Lage, unsere Ernährung so wählen zu können, dass sie in unseren Stoffwechsel passt.

Ehe wir Sie mit der Durchführung der stoffwechselgerechten Ernährung vertraut machen, wollen wir die bisherigen Ergebnisse zusammenfassen.

Überblick und Zusammenfassung

Wir sind bisher folgenden Fragen nachgegangen:

- Ist Übergewicht wirklich „Schicksal“?
- Was sind die Ursachen für Übergewicht?
- Welche negativen gesundheitlichen Auswirkungen sind damit verbunden?
- Welche Rolle spielt dabei die Ernährung?

Fassen wir die Ergebnisse zusammen:

⇨ Kohlenhydratkonzentrate, vor allem Auszugsmehl, Kartoffeln, Mais und Zucker, spielen eine wesentliche Rolle bei der Entstehung von Übergewicht, weil sie zu Hyperinsulinismus und Fettbildung führen.

⇨ Zahlreiche schwere Erkrankungen, wie Hypertonie, Diabetes, Arteriosklerose, u. s. w. sind die Folgen von Insulinresistenz und Hyperinsulinismus und bei Übergewichtigen überdurchschnittlich häufig vertreten.

⇨ Eine dauerhafte Gewichtsreduktion ist bei Insulinresistenz und Hyperinsulinismus mittels einer kohlenhydratreichen, fettarmen Diät kaum möglich.

⇨ Eine stoffwechselgerechte Ernährung ist die geeignete Methode, das Gewicht zu senken und die Gesundheit zu verbessern.

Wer sich gesund ernähren will, muss nicht auf's Genießen verzichten!

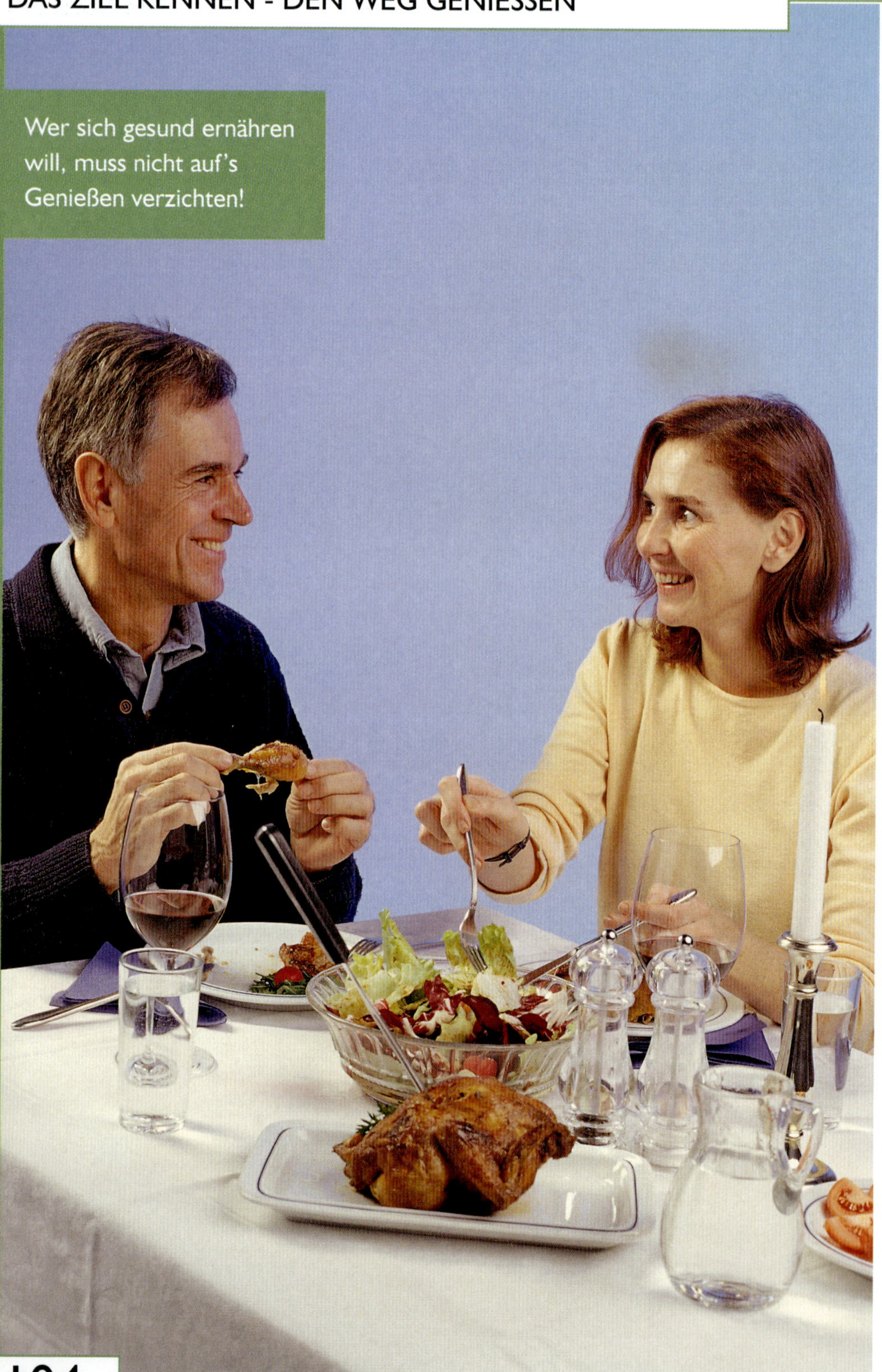

Durchführung:

DAS ZIEL KENNEN - DEN WEG GENIESSEN

Wir haben Ihnen nun eine Menge Fakten geliefert, die klar zeigen, dass der Weg zu Normalgewicht und Gesundheit in einer Reduzierung der Kohlenhydrate besteht.

Im Gegensatz dazu lesen und hören Sie sicherlich immer wieder, wie wichtig Kohlenhydrate seien und wie schädlich Fett sei, und dass man sich unbedingt kohlenhydratreich und fettarm ernähren solle – von ErnährungsberaterInnen und auch von ÄrztInnen, in den Medien oder auch im Bekanntenkreis. Dieses Dogma wird nach wie vor aufrechterhalten, obwohl es keinerlei Beweise DAFÜR, aber eine Menge Beweise DAGEGEN gibt.

Wie kommt es dazu? Die meisten Menschen neigen dazu, das zu glauben, was Ihnen bekannt und vertraut ist; sie glauben das, was sie kennen und was sie von klein auf als „Wahrheit" gehört haben. Neue Erkenntnisse – und seien sie noch so beweisend und stichhaltig – werden dann einfach nicht wahrgenommen. Es braucht dann eine Zeit, bis sich diese neuen Erkenntnisse gegen den bisherigen, überholten Trend durchsetzen. Doch dies kann ein Zeitraum sein, der für viele Betroffene gesundheitliche Nachteile mit sich bringt.

Die entscheidende Frage ist: Wollen Sie einem Dogma glauben, auch wenn alles dagegen spricht, oder **vertrauen Sie Ihrem gesunden Menschenverstand und den wissenschaftlichen Beweisen**?

Eine Entscheidungshilfe kann der **Test** der von uns empfohlenen Ernährung **in der Praxis** bieten! Wenn Sie im Zweifel sind, probieren Sie die stoffwechselgerechte Ernährung einmal für vier Wochen und schauen Sie, wie Sie sich danach fühlen. Und noch ein „Praxistipp": Schauen Sie sich jene Menschen, die Ihnen Tipps und Ratschläge über gesunde Ernährung und Gewichtsreduktion geben, genau an! Sind diese Menschen schlank und gesund?

Es folgen nun einige Gedankengänge, die Ihnen helfen, mentale Sicherheit bezüglich Ihres Vorhabens zu gewinnen.

Eine Scheibe Brot bedeutet nicht die Welt

Wenn Sie sich für die stoffwechselgerechte Ernährung entscheiden, können Sie damit in Ihrem Leben gleich einen zweifachen Verbesserungseffekt erzielen. Sie nehmen zum einen ab, verbessern Ihren Gesundheitszustand und erhöhen Ihre Attraktivität. Gleichzeitig stärken Sie Ihr Selbstwertgefühl, indem Sie klar Stellung beziehen, zu Ihrer Meinung stehen und diese nach außen vertreten. Zahlreiche Menschen aus Ihrem Verwandten-, Freundes- und Bekanntenkreis verdanken Ihnen dann die Chance auf ein gesundes Leben.
Das Einzige, worauf Sie dabei achten müssen: **Unterteilen Sie Ihren Weg in kleine Schritte/Ziele.** – Rom wurde auch nicht an einem Tag erbaut!
Machen Sie sich bewusst: Als Vertreter/in der stoffwechselgerechten Ernährung sind Sie ein/e Vordenker/in. Sie sind damit den meisten anderen weit voraus. Zum Teil wird es Ihnen mit Ihrem neuen Wissen so ergehen, wie es den ersten Menschen ergangen ist, die davon überzeugt waren, dass die Erde eine Kugel sei. Solange die meisten die Erde noch für eine Scheibe gehalten haben – in unserem Fall also glauben, Fett mache dick und Kohlenhydratkonzentrate seien gesund – sind VordenkerInnen in einer Pioniersrolle. Seien Sie sich dieser Rolle bitte bewusst.

Um bei Ihrer Überzeugung zu bleiben – und nachdem Sie dieses Buch gelesen haben, werden Sie gar keine andere Möglichkeit haben, als der Beweislast zu glauben – ist es wichtig, dass Sie **zuerst an sich selbst denken**. Bedenken Sie bitte, dass es in erster Linie darum geht, dass Sie Ihr eigenes Leben in die Hand nehmen und damit Ihre Ernährung und Ihre Gesundheit in den Griff bekommen. Lassen Sie sich also nicht irremachen und bleiben Sie auf dem gesunden Weg. Erst in zweiter Linie kann es dann Ihr Ziel sein, auch anderen Menschen den gesunden Weg aufzuzeigen. Erst wenn Sie selbst an sich den Erfolg der stoffwechselgerechten Ernährung erlebt haben - Sie also abgenommen haben, Ihr Blutbild sich zum Positiven verändert hat und Sie sich gesund, attraktiv und agil fühlen - , ist der Moment gekommen, wo Sie aussagekräftig und gestärkt durch Ihre persönliche Erfahrung überzeugend das Wissen über die stoffwechselgerechte Ernährung weitergeben und vertreten können.

Ein kleiner Tipp: Wenn Sie in anstrengende Diskussionen über gesundes Essen verwickelt werden, denken Sie daran: „Auch Sie haben vor kurzer Zeit noch daran geglaubt, dass „die Erde eine Scheibe Brot sei".

Denken Sie daran, wie Entwicklung und Veränderung passiert: Indem wir alle vermeintlich feststehenden Tatsachen in Frage stellen, also die bisher bekannten Thesen über Ernährung nicht als gegeben hinnehmen, können wir herausfinden, welche Ernährung für uns Menschen passend ist. Schauen Sie mit uns gemeinsam an, was welches Nahrungsmittel in unserem Körper bewirkt. Wenn Sie sehen, dass ein Nahrungsmittel Ihrem Körper schadet, dann haben Sie die Wahl, dieses Nahrungsmittel wegzulassen oder zumindest die Zufuhr dieses Stoffes zu reduzieren. Sie können selbst sehen, welche Nahrungsmittel Sie erwiesenermaßen dick und krank machen.

Ausgerüstet mit Ihrem neuen Wissen, werden Sie die Welt mit anderen Augen sehen. Sie werden beobachten, was andere Menschen essen: Zum Frühstück z. B. Toastbrot mit Butter und Honig/Marmelade, Fruchtsaft (meist aus der Packung), Cornflakes oder Müsli (womöglich gezuckert) mit Dosenfrüchten, Kaffee/Tee mit Zucker, oder zum Mittagessen z. B. Brot vor dem Essen und zum Essen, Kartoffeln, Reis, Nudeln, Knödel, zum Essen gezuckerte Limonade, danach Torte und Kaffee (wieder mit Zucker), oder auch das „Kino-Menü" z. B. Popcorn und Cola. Sie werden förmlich vor Ihrem geistigen Auge sehen können, wie diese Unmengen an Glukose sich als Fett ablagern. Sie werden gar nicht mehr verstehen können, dass Sie selbst auch einmal so oder ähnlich geartete Mahlzeiten zu sich genommen haben. Umso mehr werden Sie Ihr eigenes Essen genießen, das Ihnen nach der Umgewöhnungsphase sogar viel besser schmecken wird, da sich Ihre Geschmacksnerven dann vom Übermaß an Zucker erholt haben und viel sensibler und empfindlicher auf Stoffe reagieren.

Essen kann und soll etwas Schönes und Angenehmes sein. Essen kann und soll ein Genuss sein!

Nur zu viel Essen bereitet Schuldgefühle und körperliche Beschwerden. Sie kennen nun die Stoffe, die Ihren Körper dazu zwingen, zu viel zu sich zu nehmen. Wenn Sie Ihren Körper und seinen Stoffwechsel nicht mehr durcheinander bringen, müssen Sie nicht mehr zu viel essen und alle Ihre Gewichtsprobleme sind gelöst. So einfach ist das! Das Problem ist, was Sie essen. Alles was Sie für eine Veränderung brauchen, ist Ihr gesunder Menschenverstand.

Gewichtskontrolle ist heutzutage in aller Munde. Willenskraft ist auf Sicht gesehen keine geeignete Methode, wir arbeiten damit gegen unseren Körper. Das können wir gar nicht aushalten. Körper, Geist und Seele müssen eine Einheit bilden. Mit dem Abnehmen durch Willenskraft zerstören wir diese Einheit. Das kann auf Dauer nicht gut gehen! Wie sollen wir unser Essen genießen, wenn unsere Gedanken ständig darum kreisen, dass das Essen uns dick und krank macht und wir furchtbar aussehen? Diese Gedanken zermürben und untergraben unser Selbstwertgefühl.
Nun, kehren wir zum Grundgedanken zurück: **„Zu-viel-essen“ wird durch falsches Essen verursacht.** Welche Nahrungsmittel für den menschlichen Organismus ungeeignet oder nur bedingt geeignet sind, werden wir Ihnen im folgenden Kapitel genau darlegen.

Wenn Sie zu Übergewicht neigen, geht es Ihnen wie den meisten von uns. Das bedeutet aber nicht, dass Sie sich deshalb damit abfinden müssen. Ganz im Gegenteil! Vorbei sind die Zeiten, in denen Sie bei jedem Bissen ein schlechtes Gewissen hatten und in denen Sie sich nach dem Essen häufig abgeschlagen und müde fühlten. Vorbei sind die Zeiten, in denen Essen einerseits einen Genuss aber andererseits eine Qual bedeutete. Mit der stoffwechselgerechten Ernährung brauchen Sie sich niemals wieder Vorwürfe machen, weil Ihre guten Vorsätze und Bemühungen nicht fruchten oder nicht durchzuhalten sind. Dies wissen wir aus eigener Erfahrung!

Das Ziel Ihrer Ernährungsumstellung

Das Ziel der Ernährungsumstellung besteht

⇨ in einer Reduzierung der Kohlenhydrate in der Nahrung auf ein Maß, das Ihr Körper problemlos verarbeiten kann.
⇨ in einer Normalisierung des Stoffwechsels durch Beseitigung des Hyperinsulinismus.
⇨ darin, Ihrem Körper zu ermöglichen, sein Fett zur Energiegewinnung zu nützen.

Zu diesem Zweck ist es nötig, einen hohen Insulinspiegel zu normalisieren. Da Ihr Körper auf Kohlenhydrate empfindlich reagiert, müssen Sie für einen begrenzten Zeitraum den Konsum von Kohlenhydraten stark einschränken. Nur durch die Auswahl von Nahrungsmitteln, die einen sehr geringen Einfluss auf die Insulinausschüttung haben, hört die Überproduktion von Insulin auf, und Ihr Körper kann sein Normgewicht erreichen.

Einige wichtige Punkte vorab:
Wenn Sie schwanger sind, sollten Sie keine starke Gewichtsabnahme durchführen. Dagegen wirkt sich eine Reduzierung von Kohlenhydratkonzentraten mit hohem Glykämischem Index auch in der Schwangerschaft sehr günstig aus (91). Sie sollten also z. B. Vollkornbrot anstelle von Brot aus Auszugsmehl oder ungeschälten Reis anstelle von geschältem Reis essen. Schränken Sie auch Ihren Zucker- und Kartoffelkonsum ein.

Warten Sie aber mit der Reduktionsphase bis nach Ihrer Schwangerschaft. Die walisische Schauspielerin Catherine Zeta-Jones, Filmstar und Gattin von Michael Douglas, hat nach der Geburt Ihres Kindes mit einer kohlenhydratarmen Diät sehr erfolgreich das abgenommen, was sie sich – ihrer eigenen Ausage (laut Meldung in „Die Bunte“) zufolge – zuvor mit Pizza und Pasta als Fett angelagert hatte.

Der nächste Schritt:

Lassen Sie, bevor Sie mit der Diät/Ernährungsumstellung beginnen, eine **ärztliche Untersuchung** vornehmen. Einerseits ist es wichtig für Sie zu wissen, wie es um Ihre Gesundheit steht, andererseits sollen Ausgangswerte vorhanden sein, um bei späteren Kontrollen Vergleichswerte zu haben. Damit soll auch vermieden werden, dass Sie verunsichert werden: Wenn Sie nämlich erst nach Beginn der Diät die erste Untersuchung vornehmen lassen und daher keine Ausgangswerte haben, könnten Sie allfällige schlechte Werte auf die Diät zurückführen. Die Untersuchung soll unbedingt beinhalten:

- eine Messung des Blutdrucks
- eine Bestimmung des Nüchtern-Blutzuckerspiegels
- eine Messung des Gesamtcholesterins sowie des HDL-, LDL- und VLDL-Wertes und der Triglyceride
- eine Messung der Harnsäure
- eine Bestimmung der Schilddrüsenhormone

Wenn Sie gerade wegen einer **Krankheit** in Behandlung sind, dann sprechen Sie mit Ihrem Arzt über Ihre Diätabsichten. Es geht dabei um die Frage, ob von Seiten Ihres Arztes bezüglich Ihrer Krankheit grundsätzlich Einwände gegen eine Gewichtsreduktion bestehen.

Wenn Sie **Medikamente** wie Entwässerungsmittel (Diuretika), Mittel gegen hohen Blutzucker (Antidiabetika) oder Mittel gegen hohen Blutdruck (Antihypertonika) nehmen, müssen Sie beachten, dass durch die Diät die benötigte Dosis dieser Medikamente zurückgehen wird und entsprechend angepasst werden muss. Sprechen Sie mit Ihrem Arzt über diesen Punkt. Es kann durchaus sein, das Sie nach der Ernährungsumstellung keine Antidiabetika oder Antihypertonika mehr brauchen.

Stellen Sie als nächstes Ihr **Ausgangsgewicht** fest. Überlegen Sie bitte, wie viel Sie abnehmen wollen. Bleiben Sie dabei einerseits realistisch, setzen Sie aber andererseits Ihr Ziel auch nicht zu bescheiden an. Wenn Sie früher schlank waren, so erinnern Sie sich sicher noch an das Gewicht, das Sie damals gehabt haben. Dieses Gewicht ist ein guter Anhaltspunkt. Ein

Richtwert für ein günstiges Gewicht kann auch der Body-Maß-Index (BMI) sein. Der BMI erlaubt eine bessere Beurteilung der Körpermaße als die bisherige Berechnung nach der Formel: Zielgewicht = Körpergröße minus 100.

Wir zeigen Ihnen hier, wie Sie Ihren BMI berechnen können:
BMI = Körpergewicht in Kilogramm dividiert durch das Quadrat der Körpergröße in Metern.
Das klingt viel komplizierter als es ist.

Ein Beispiel:
Ein 180 cm großer Mann mit 80 kg hat einen BMI von 24,69. Das rechnet sich so: 80 (kg) dividiert durch [1,8 (m) mal 1,8 (m)].

Klassifizierung:

18 - 24,9	Normalgewicht
25 - 29,9	Übergewicht
30 - 35	Fettsucht
über 35	ausgeprägte Fettsucht

Wahl der Vorgehensweise

Sie werden jetzt vielleicht fragen:
„Würde es nicht genügen, Kohlenhydrate mit hohem Glykämischem Index wegzu- lassen?“

Für manche Übergewichtige ist es durchaus möglich, abzunehmen, indem sie einfach die Kohlenhydratkonzentrate aus ihrer Ernährung eliminieren.

Vor allem wenn Sie noch nicht sehr lange übergewichtig sind und nicht sehr viel Übergewicht haben (einen BMI bis etwa 30), kann dieser Weg von Erfolg gekrönt sein.

Die Vorgehensweise ist dann folgende:

- Verzichten Sie vollständig auf Kartoffeln (es gibt keine Art der Zubereitung von Kartoffeln, die einen hohen GI vermeidet).
- Verzichten Sie auf Mais und Popcorn.
- Verzichten Sie so weit wie möglich auf Zucker und Produkte, die mehr als nur geringe Mengen an Zucker enthalten.
- Ersetzen Sie Produkte aus Auszugsmehl durch Vollkornprodukte, z. B. Weißbrot durch echtes Vollkornbrot (bitte beachten Sie diesbezügliche nähere Hinweise zu Vollkornbrot in diesem Kapitel).
- Wenn Sie Pasta essen, dann nur solche aus Hartweizen (auch hier beachten Sie bitte diesbezügliche Hinweise in diesem Kapitel).
- Ersetzen Sie geschälten Reis durch ungeschälten Reis und Wildreis.
- Verzichten Sie auf tropische Früchte und essen Sie einheimische Obstsorten.
- Ersetzen Sie Cornflakes und Fertigmüsli durch einen Frischkornbrei mit Obst oder durch Vollkornhaferflocken.

Gehen sie insgesamt sparsam mit diesen eben angesprochenen Nahrungsmitteln um!

Diese Umstellung Ihrer Ernährung bewirkt, dass Nahrungsmittel mit hohem GI eliminiert und zum Teil durch solche mit mittlerem GI ersetzt werden und dass insgesamt die Glykämische Ladung Ihrer Ernährung abnimmt.

Orientieren Sie sich hinsichtlich der Zusammenstellung Ihrer Ernährung an den Vorschlägen, die in der „Erhaltungsphase" beschrieben sind. Wie gesagt: Möglicherweise genügt diese Ernährungsumstellung, um Ihrem Körper zu erlauben, ein normales Gewicht zu erlangen.

Vorgehensweise bei stärkerer Kohlenhydratempfindlichkeit:

Für viele Übergewichtige – wahrscheinlich die überwiegende Zahl – wird diese Maßnahme nicht ausreichen!

Bedenken Sie bitte: Menschen mit Hyperinsulinismus reagieren viel empfindlicher auf Kohlenhydrate, auch auf solche mit mittlerem GI. Es ist deshalb notwendig und sinnvoll, wenn Sie anfangs Ihren ß-Zellen eine „Ruhepause“ gönnen und sie so weit wie möglich entlasten und erst allmählich wieder mehr Kohlenhydrate in Ihre Ernährung integrieren.

Dafür ist über einen begrenzten Zeitraum eine andere Nahrungszusammenstellung notwendig. Sie können also – wenn Sie wollen – zunächst wie oben beschrieben vorgehen und – wenn dies nach einigen Wochen zu keinem Erfolg geführt hat - die strengere Diät anschließen. Sie können aber auch gleich mit dem im Folgenden beschriebenen Diätplan beginnen.

Ablauf – Nun essen Sie sich schlank!

Vom Ablauf her besteht die Ernährungsumstellung bei höherer Kohlenhydratempfindlichkeit aus
- einer Reduktionsphase
- einer Übergangsphase
- und einer Erhaltungsphase.

1. Reduktionsphase:
In dieser strengen Reduktionsphase reduzieren Sie die Nahrungskohlenhydrate weitgehend. **Für diese Phase ist es wichtig, dass Sie sich wirklich strikt an die Ernährungsvorgaben halten.** Sie haben die Möglichkeit, sich Ihren Essensplan selbst aus dem folgenden Diätschema zusammenstellen. Dazu haben wir Ihnen eine Art Baukastensystem erstellt.
Wie lange die Reduktionsphase dauert, hängt davon ab, wie viel Gewicht Sie abzunehmen haben und wie schnell Sie abnehmen. Diese Phase kann im Prinzip Wochen oder aber auch Monate dauern. Es ist für Ihren Körper auf jeden Fall schonender, wenn Sie nicht zu schnell abnehmen. So hat auch Ihre Haut die Zeit, die sie braucht, um sich an die neuen Verhältnisse anzupassen. Deshalb sollte Ihr Gewichtsverlust pro Woche – je nachdem, wie viel Sie abnehmen müssen – zwischen 1 bis 2 kg liegen.

2. Übergangsphase:
In dieser Phase können Sie schrittweise wieder mehr kohlenhydrathaltige Nahrungsmittel wie z. B. Obst, Vollkornbrot, ungeschälten Reis, Pasta u. a. m. in Ihren Menüplan aufnehmen, wobei Sie nun genau darauf achten müssen, wie Ihr Körper auf diese Kohlenhydrate reagiert.

3. Erhaltungsphase:
Ihre Ernährungsumstellung ist vollzogen. Es gilt jetzt, Ihr erreichtes Gewicht zu halten. Durch die Beschränkung von Kohlenhydraten auf ein Maß, das Ihr Körper verarbeiten kann, wird dies kein Problem sein. Bitte bedenken Sie, dass Ihre ß-Zellen längere Zeit (ein Jahr und mehr) brauchen, um wieder eine normale Größe zu erreichen und dass in diesem Zeitraum Ihre Kohlenhydratempfindlichkeit nach wie vor erhöht ist.

Vorab geben wir Ihnen einen Überblick über „erlaubte" und „verbotene" Nahrungsmittel der Reduktionsphase:

Meiden Sie ausnahmslos folgende Nahrungsmittel
- Zucker und zuckerhaltige Produkte (süße Snacks, Schokolade, Eis, Zuckerln, Marmelade etc.)
- zuckerhaltige Getränke und Limonaden
- Fruchtsäfte (Fertigprodukte und frisch gepresste Säfte)
- Bier (auch alkoholfreies Bier) und andere alkoholische Getränke die Zucker enthalten wie Liköre, Magenbitter, süße Weine, Sekt und Champagner
- viele Fertiggerichte, da sie Zucker enthalten.

Bitte beachten Sie, dass Nahrungsmittelhersteller Zucker hinter verschiedenen Bezeichnungen verstecken, z. B. Sacharose, Dextrose, Fruktose, Maltose, Galaktose. Alle Lebensmittelzusätze, die die Endung „-ose" haben, sind verdächtig!

- Honig
- Kartoffeln in jeglicher Form (gekocht, gebraten, Pommes frites, Chips etc.)

- alle Produkte aus Mehl, wie z. B.:
  - Brot und Gebäck
  - Cornflakes
  - Zwieback, Kekse, Kuchen, Torten etc.
  - Teigwaren (Spaghetti, Ravioli, etc.)
- Mais und Popcorn
- Fertigmüsli
- Obst
- gekochte Karotten

Genießen Sie folgende Nahrungsmittel

- Kohlenhydratarme Gemüse: Radieschen, Paprika, Sellerie, Fenchel, Spargel, Mangold, Kohl, Blumenkohl, Tomaten, Spinat, Zwiebeln, Lauch, Zucchini, Bambussprossen, Kohlrüben, Brokkoli, Avocado, Sauerkraut, Artischocken, Auberginen, Oliven
- Salat (keinen Kartoffel-, Nudel- oder Maissalat)
- Hülsenfrüchte (Bohnen, Erbsen, Linsen)
- Kräuter (Petersilie, Schnittlauch, Dille, Thymian, Rosmarin, Basilikum, usw.)
- Schinken, Speck sowie Wurstwaren, die keine Kohlenhydrate enthalten (Achtung: Extrawurstsorten, Leberkäse u. a. m. können z. B. Mehl oder Kartoffelstärke enthalten)
- Fisch und Meeresfrüchte
- Eier (Omelette, Spiegeleier, harte Eier, weiche Eier, Rührei, usw.)
- Geflügel
- Fleisch
- jede Art von Käse
- Pilze
- Gewürze (ohne Zucker)
- Nüsse (sind als Snack zwischendurch sehr gut geeignet)
- Zum Salatabmachen eignen sich Essig und Öl oder ein Dressing auf Sauerrahmbasis. **Bitte beachten Sie, dass viele Fertigdressings Zucker enthalten und daher nicht verwendet werden dürfen.**
- Als Basis für Saucen zum Gemüse eignen sich Schlagobers oder Creme fraiche.

- Als **Getränk** ist Wasser am besten, aber auch (Kräuter-)Tee. Gehen Sie mit Kaffee sparsam um, am besten trinken Sie ihn koffeinfrei.
- Grundsätzlich sind künstlich gesüßte Limonaden (ohne Zucker) erlaubt, wir empfehlen Ihnen jedoch, darauf zu verzichten, um sich vom Verlangen nach Süßem möglichst schnell zu lösen.

Wichtig ist, dass Sie vor allem in der Abnehmphase viel trinken, **mindestens eineinhalb Liter Flüssigkeit pro Tag.**

Bitte beachten Sie:
Die erfolgreiche Gewichtsabnahme hängt von der Menge und Art der zugeführten Kohlenhydrate und von der individuellen Empfindlichkeit des Stoffwechsels auf Kohlenhydrate ab. Es ist deshalb wichtig, dass Sie nur die für diese Phase geeigneten Kohlenhydrate zu sich nehmen (Sie finden sie oben angeführt).
Bitte beachten Sie auch, dass eine Gewichtsabnahme in der Regel nicht kontinuierlich erfolgt. Es kann zwischendurch auch immer wieder Tage oder sogar eine Woche geben, wo Sie nicht abnehmen. Sie brauchen zum Abnehmen deshalb auch Geduld!
Nicht vergessen: Es ist außerordentlich wichtig, dass Sie während der Reduktionsphase ausreichend Flüssigkeit - am besten in Form von Wasser - zu sich nehmen!

Wein in Maßen genossen, behindert den Abnehmerfolg meist nicht. Wichtig ist, dass es sich um trockene Weiß- oder Rotweine handelt.

Start

Nun wollen Sie sicherlich so schnell wie möglich beginnen. Starten Sie also los in Ihr neues, gesundes, schlankes Leben.
Wenn Sie methodisch vorgehen wollen, beginnen Sie am besten damit, alle Lebensmittel, die für die Diät nicht geeignet sind, zu entfernen (auszumisten). Dann füllen Sie Ihren Kühlschrank mit geeigneten Nahrungsmitteln.

Wesentlich ist: Essen Sie sich satt, aber überessen Sie sich nicht!

Wenn die Kohlenhydrate weitgehend beschränkt werden, wie in der Reduktionsphase, dauert es etwa 48 Stunden, bis das Glykogen in Leber und Muskulatur verbraucht ist. Danach beginnt Ihr Organismus damit, fast ausschließlich Fett als Energiequelle heranzuziehen.

FRÜHSTÜCK

Die Nahrungsauswahl des Frühstücks hat einen wesentlichen Einfluss auf den Kalorienkonsum des ganzen Tages.
Eine Stoffwechselstudie hat gezeigt, dass ein Frühstück, das die Produktion von viel Insulin bewirkt (z. B. Cornflakes, Brot aus Auszugsmehl, Croissants etc.), das Essverhalten des ganzen Tages beeinflusst:
Bei diesem Versuch standen ein Frühstück, bestehend aus Fertigflocken aus Vollkornhafermehl mit fettarmer Milch sowie etwas Fruchtzucker und Süßstoff angerührt und ein weiteres Frühstück, das aus einem Tomaten/Spinat-Omelette und einigen Apfelscheiben bestand, zur Wahl. Das Fertigflockenfrühstück führte zu hohen Insulinwerten. Danach wurde das Essverhalten der Testesser untersucht und der weitere Kalorienkonsum des Tages bestimmt. Das Ergebnis: Nach dem Fertigflockenfrühstück haben die Testesser über den Tag verteilt fast 80 % mehr Kalorien zu sich genommen als jene, die sich für das Omelette entschieden hatten (88).

Ihr Frühstück in der Reduktionsphase kann z. B. bestehen aus:

- Müsliersatz: Topfencreme mit Beeren und Nüssen (Obststücke als Ausnahme - aber immer ohne Südfrüchte!)
- Eiern (z. B. weiche Eier, Spiegeleier, Ham-and-Eggs etc.) Bitte verwenden Sie pro Person nicht mehr als 2 Eidotter, Eiweiß können Sie ruhig mehr verwenden.
- Schinken, Wurst, Leberpastete, Käse
- Meeresfrüchte, z. B. Räucherlachs
- Gemüse: z. B. Tomaten, Gurken, Paprika, Artischocken, Avocados oder eingelegtes Gemüse, etc.

Anfangs ist es für Sie wahrscheinlich ungewohnt, kein Brot als Unterlage und „Transportmittel" zu haben. Essen Sie deshalb Ihr stoffwechselgerechtes Frühstück mit Messer und Gabel.

Als **Getränk** können sie wählen:

- 1 Tasse Kaffee (am besten koffeinfrei) oder Tee - zum Süßen verwenden Sie Süßstoff.
- Kräutertee (ohne Zucker, ev. mit Süßstoff)
- Milch in kleinen Mengen zum Kaffee oder Tee, außerdem Wasser, Mineralwasser, wenn Sie möchten mit Zitrone und Süßstoff.

MITTAGESSEN

Zum Mittagessen wählen Sie aus:

- Salat, Gemüse und Hülsenfrüchte

Beim Salat ist zu beachten: Keinen Mais-, Kartoffel- oder Nudelsalat!
Dazu eventuell Fleisch oder Fisch oder Fleischprodukte
z. B. Salat mit Putenstreifen, Fisch mit Gemüse

ABENDESSEN

Das Abendessen sollte aus Fisch oder Fleisch oder Fleischprodukten, wie z. B. Bratwurst, Schweizer Wurstsalat, etc. bestehen, dazu gibt es Gemüse oder Salat.

NACHSPEISE

Zur Nachspeise können Sie etwas Käse, z. B. auch mit Oliven oder eingelegtem Gemüse (ohne Zucker!) essen.

Naschkatzen finden einige stoffwechselgerechte Süßspeisen in unserem Kochbuch „Kochen Sie sich schlank! Rezepte zur stoffwechselgerechten Ernährung".

Wir haben Ihnen bei den Menüvorschlägen und im Kapitel „Rezepte" eine Reihe von **Vorschlägen** für diese Phase zusammengestellt. Um Ihnen Ihre Nahrungszusammenstellung zu erleichtern, haben wir die Menüvorschläge in zwei Gruppen (Gruppe A und Gruppe B) aufgeteilt. Sie können wie aus einem Baukasten beliebige Teile der jeweiligen Gruppe nehmen.

Wir bieten Ihnen im Folgenden ein Diätschema für 14 Tage und geben für jeden Tag für das Mittagessen und das Abendessen die geeignete Gruppe an, innerhalb der Sie dann frei wählen können.

1. Reduktionsphase – So erreichen Sie Ihr Idealgewicht!

1. Tag:

Frühstück:
z. B. Schinken, Bündnerfleisch, Osso Collo, hartes Ei, Tomaten, Paprika, Gurken, ungesüßter Kräutertee.

Als Zwischenmahlzeit können Sie ein Stück rohe Gurke, Tomate oder Radieschen (nach Belieben mit Pfeffer und Salz) essen, dazu bei großem Hunger einen Esslöffel Hüttenkäse. Als Alternative eignen sich sehr gut einige Nüsse, z. B. Pistazienkerne, Walnüsse, u. s. w. (Bitte langsam essen, Stück für Stück genießen!)

Mittag:
Gruppe A z. B. gebratener Lachs mit Brokkoli

Zwischenmahlzeit: (nur bei Bedarf) wie vormittags

Abend:
Gruppe B z. B. gefüllte Paprika (ohne Reis!)

2. Tag:

Frühstück:
z. B. Käseomelette

Zwischenmahlzeit: (nur bei Bedarf) wie oben

Mittag:
Gruppe B z. B. grüner Salat mit Hüttenkäse

Zwischenmahlzeit: (nur bei Bedarf) wie oben

Abend:
Gruppe A z. B. Lammeintopf

1. Reduktionsphase – So erreichen Sie Ihr Idealgewicht!

3. Tag:

Frühstück:
z. B. Mozzarella mit Tomaten

Zwischenmahlzeit: (nur bei Bedarf) wie oben

Mittag:
Gruppe A z. B. Beefsteak mit grünem Salat

Zwischenmahlzeit: (nur bei Bedarf) wie oben

Abend:
Gruppe B z. B. Räucherlachs mit Oberskren

4. Tag:

Frühstück:
z. B. Schweizer Wurstsalat

Zwischenmahlzeit: (nur bei Bedarf) wie oben

Mittag:
Gruppe B z. B. Grüner Salat mit Avocado und Karotten, ev. mit Hüttenkäse

Zwischenmahlzeit: (nur bei Bedarf) wie oben

Abend:
Gruppe A z. B. Brathuhn mit grünem Salat

1. Reduktionsphase – So erreichen Sie Ihr Idealgewicht!

5. Tag:

Frühstück:
z. B. Eier Florentiner Art

Zwischenmahlzeit: (nur bei Bedarf) wie oben

Mittag:
Gruppe B z. B. Faschierte Laibchen mit Zucchinischeiben

Zwischenmahlzeit: (nur bei Bedarf) wie oben

Abend:
Gruppe B z. B. Linseneintopf

6. Tag:

Frühstück:
z. B. Würstchen mit Bohnen und Spiegelei

Zwischenmahlzeit: (nur bei Bedarf) wie oben

Mittag:
Gruppe B z. B. Griechischer Salat

Zwischenmahlzeit: (nur bei Bedarf) wie oben

Abend:
Gruppe B z. B. Spinat-Ei-Auflauf

1. Reduktionsphase – So erreichen Sie Ihr Idealgewicht!

7. Tag:

Frühstück:
z. B. Avocado mit Frischkäse

Zwischenmahlzeit: (nur bei Bedarf) wie oben

Mittag:
Gruppe B z. B. Gebratene Forelle mit Salat oder Gemüse

Zwischenmahlzeit: (nur bei Bedarf) wie oben

Abend:
Gruppe B z. B. Gefüllte Zucchini

Am Morgen des achten Tages kontrollieren Sie Ihr Gewicht wie vor Beginn der Diät.

8. Tag:

Frühstück:
z. B. Räucherlachs mit Oberskren

Zwischenmahlzeit: (nur bei Bedarf) wie oben

Mittag:
Gruppe B z. B. Grüner Salat mit Avocado und Hüttenkäse

Zwischenmahlzeit: (nur bei Bedarf) wie oben

Abend:
Gruppe A z. B. Pfeffersteak mit Brokkoli

1. Reduktionsphase – So erreichen Sie Ihr Idealgewicht!

9. Tag:

Frühstück:
z. B. Spinatomelette

Zwischenmahlzeit: (nur bei Bedarf) wie oben

Mittag:
Gruppe B z. B. Gefüllte Champignons mit Schafkäse

Zwischenmahlzeit: (nur bei Bedarf) wie oben

Abend:
Gruppe A z. B. Hendlsalat

10. Tag:

Frühstück:
z. B. Käseteller mit Oliven

Zwischenmahlzeit: (nur bei Bedarf) wie oben

Mittag:
Gruppe B z. B. Spargel mit Tomaten und Schinken gratiniert (Auflauf)

Zwischenmahlzeit: (nur bei Bedarf) wie oben

Abend:
Gruppe A z. B. Gebratener Dorsch mit Gemüse

1. Reduktionsphase – So erreichen Sie Ihr Idealgewicht!

11. Tag:

Frühstück:
z. B. Champignonomelette

Zwischenmahlzeit: (nur bei Bedarf) wie oben

Mittag:
Gruppe B z. B. Griechischer Salat

Zwischenmahlzeit: (nur bei Bedarf) wie oben

Abend:
Gruppe A z. B. Blutwurst mit Sauerkraut

12.Tag:

Frühstück:
z. B. Gervais mit Schnittlauch und Radieschen

Zwischenmahlzeit: (nur bei Bedarf) wie oben

Mittag:
Gruppe B z. B. Schweinsfischerl mit Gemüse und Sahnesauce

Zwischenmahlzeit: (nur bei Bedarf) wie oben

Abend:
Gruppe B z. B. in Butter oder Olivenöl gedünstete Melanzani und Tomaten mit Schafkäse

1. Reduktionsphase – So erreichen Sie Ihr Idealgewicht!

13. Tag:

Frühstück:
z. B. Topfencreme mit Nüssen

Zwischenmahlzeit: (nur bei Bedarf) wie oben

Mittag:
Gruppe B z. B. Leberknödelsuppe, grüner Salat

Zwischenmahlzeit: (nur bei Bedarf) wie oben

Abend:
Gruppe A z. B. Gegrillter Seelachs mit Gemüse oder Salat

14. Tag:

Frühstück:
z. B. Schinkenrolle mit Gemüsemayonnaise

Zwischenmahlzeit: (nur bei Bedarf) wie oben

Mittag:
Gruppe B z. B. Gegrillte Putenbrust mit Salat

Zwischenmahlzeit: (nur bei Bedarf) wie oben

Abend:
Gruppe B z. B. Käsesuppe

1. Reduktionsphase – So erreichen Sie Ihr Idealgewicht!

3. Woche - 5. Woche:

Die dritte bis fünfte Woche werden wie die ersten beiden Wochen durchgeführt.

6. Woche:

Ab der 6. Woche können Sie beginnen, Ihr Essen nach freier Wahl aus den Menüvorschlägen zusammenzustellen (ab Seite 128), oder Sie wiederholen einfach die Vorgaben der ersten Wochen.

Nach der Reduktionsphase beginnt die Übergangsphase. Wann Sie diese beginnen können, ist individuell verschieden.
Als Faustregel gilt: Wenn Sie 75 % der Kilos abgenommen haben, die Sie abnehmen wollen, sind Sie soweit.
Wenn Sie zum Beispiel 20 kg abnehmen wollen, können Sie mit der Übergangssphase beginnen, wenn Sie 15 kg abgenommen haben.

Es reicht vollkommen, wenn Sie einmal in der Woche Ihr Gewicht kontrollieren!

Menüvorschläge

FRÜHSTÜCK

Müsliersatz: Topfencreme mit Beeren und/oder Nüssen

*

Eierpfanne mit Zwiebel / mit Tomaten / mit Champignons

*

Eierspeise

*

Omelette mit Käse / mit Schinken / mit Champignons / mit Blattspinat

*

Eier Florentinerart

*

Würstchen mit Spiegelei

*

Speck und Ei

*

Räucherlachs mit Oberskren

*

Bohnen mit Speck und Ei

*

Schinkenrolle mit Gemüsemayonnaise

*

Käseteller mit Oliven

*

Schinken und Ei

*

Osso Collo und hartes Ei, Gemüse

*

Avocado mit Shrimpssalat / mit Frischkäse

*

Guaccamole

*

Thunfischmayonnaisesalat

Sardinen mit Paprikastreifen

*

Mozzarella mit Tomaten und Basilikum

*

Gervais mit Schnittlauch und Radieschen

*

Schinken, Bündnerfleisch, Osso Collo, hartes Ei
Tomaten, Paprika, Gurken

*

Schweizer Wurstsalat

SUPPEN

Rindsuppe mit Frittaten ohne Mehl

*

Bouillon mit Ei

*

Leberknödelsuppe

*

Rahmsuppe

*

Käsesuppe

*

Brokkolisuppe

*

Avocadorahmsuppe

*

Zwiebelrahmsuppe mit Curry

Gruppe A

MITTAG ODER ABEND

Faschierte Laibchen mit Erbsen / mit Tomatensauce (Meatballs) / mit Zwiebelringen / mit Brokkoli / mit Zucchinischeiben

*

Geflügel:
Curry / Putenstreifensalat / Hendlsalat

*

Gebratener Lachs mit Brokkoli / mit Gorgonzolasauce / mit Blattspinat

*

Pfeffersteak / Steak mit Sauce

*

Blutwurst mit Sauerkraut

*

Linsen mit Speck

*

Lammeintopf / Lammkotelette / Lammmedaillons mit Speck und Salat

*

Lachs / Scholle / Forelle / Seelachs / Kabeljau / Dorsch

*

Schweinsfischerl mit Gemüse und Sahnesauce

Gruppe B

MITTAG ODER ABEND

Griechischer Salat

*

Mayonnaisesalat mit gebratenem Speck und harten Eiern und Senfkörnern

*

Pilze mit Speck, Zwiebel und geriebenem Parmesan

Grüner Salat mit Karotten und Avocado

*

Radicchio mit rotem Zwiebel, Kichererbsen und Avocado

*

Ei-Avocadosalat

*

Gemüsemayonnaisesalat

*

Grüner Salat mit Tomaten und Spargel

*

Bohnen- und Linsensalat

*

Dillgurkensalat

*

Gefüllte Paprika / Gefüllte Tomaten / Gefüllte Auberginen /
Gefüllte Zucchini / Gefüllte Champignons
Füllung: kalt mit Creme fraiche /
warm mit Schafskäse und/oder Spinat / mit Faschiertem

*

Faschiertes mit Lauch / Faschiertes und Auberginen

*

Spinat mit Spiegelei

*

Spargel mit Tomaten und Schinken gratiniert

*

Auberginenbällchen

*

In Butter oder Olivenöl gedünstete Melanzani

*

Tomaten und Schafkäse

*

Fisolen mit Speck

*

Räucherlachs mit Oberskren (zuckerfrei!)

2. Übergangsphase

In dieser Phase können Sie wieder vermehrt Kohlenhydrate mit niedrigem Glykämischem Index in Ihren Speiseplan aufnehmen. Diese Wiederaufnahme erfolgt am besten schrittweise, damit Sie überprüfen können, wie Ihr Körper darauf reagiert.
Sie können dabei heimische Obstsorten essen, genauso gut können Sie aber auch Ihre Salat- bzw. Gemüseportionen vergrößern.
Wird Ihre kontinuierliche Gewichtsabnahme dadurch nicht unterbrochen, können Sie diese Kohlenhydratmenge beibehalten.
Sie können sogar versuchen - nach Wunsch - ab und zu ein Stückchen Schokolade mit hohem Kakaoanteil oder etwas anderes Süßes zu genießen. Passende Rezepte finden Sie in unserem Kochbuch "Kochen sie sich schlank! Rezepte zur stoffwechselgerechten Ernährung".
Achten Sie dabei bitte wieder darauf, ob sich dadurch Ihr Gewicht verändert.
Bleibt Ihr Körpergewicht jedoch unter diesen Essvoraussetzungen durch zwei Wochen unverändert oder nehmen Sie sogar wieder zu, dann lassen Sie die zusätzlichen Kohlenhydrate wieder weg.
Sie können diesen Versuch dann nach einigen Wochen erneut durchführen.
Wenn Sie auf Getreide, Reis und Pasta nicht verzichten wollen, so greifen sie zu Vollkornbrot, Naturreis und Hartweizen-Spaghetti. Lassen sie sich jedoch mit der Wiederaufnahme dieser Nahrungsmittel in Ihre Nahrungspalette Zeit, und gehen Sie damit sparsam um, denn sie bewirken – auch bei Gesunden – eine stärkere Insulinausschüttung.

Auf jeden Fall sollten Sie überwiegend Nahrungsmittel mit einem niedrigen Glykämischen Index essen. So vermeiden Sie, dass Ihre Bauchspeicheldrüse wieder beginnt, viel Insulin zu produzieren.

Wenn Sie Ihr Wunschgewicht erreicht haben, gilt es, dieses in der Erhaltungsphase durch eine geeignete Nahrungszusammenstellung zu halten.

3. Erhaltungsphase – So behalten Sie Ihr Idealgewicht!

Das Ziel ist eine Ernährung, die aus viel Gemüse, Salat und Hülsenfrüchten, aus Fisch und Fleisch, Obst, Käse sowie anderen Milchprodukten besteht. Dazu kommen noch Nüsse und Beeren.

Nach Wunsch kommen dazu noch Vollkornbrot, Hartweizen-Nudeln und ungeschälter Reis.
Es geht einfach darum, dass Sie sich **prinzipiell stoffwechselgerecht** ernähren und Nahrungsmittel mit hohem Glykämischem Index möglichst meiden.
Als Öl für Salat und zum Kochen und Braten verwenden Sie am besten Rapsöl oder Olivenöl. Nehmen Sie auf jeden Fall Butter und keine Margarine.
Diese Nahrungszusammenstellung entspricht weitgehend der vielgepriesenen „Mediterranen Kost", die vor Koronarsklerose und Herzinfarkt schützt.

Praktische Hinweise

Essen Sie jetzt also drauf los, essen Sie sich satt, aber essen Sie langsam. Ein kleiner Tipp: Legen Sie das Besteck während des Kauens aus der Hand.

Hören Sie auf, sobald Sie satt sind!!

Sie wollen schließlich abnehmen. Auch bei dieser Ernährung sind die grundlegenden Ernährungsgesetze (Stichwort „Überessen") nicht außer Kraft gesetzt.

Bitte beachten Sie, dass viele **Fertigprodukte**, von denen Sie es vielleicht nicht erwarten würden, Zucker enthalten. Wir sind selbst immer wieder aufs Neue überrascht, wo überall heutzutage Zucker beigemengt ist. Als Beispiele möchten wir Fleischspeisen und Fertigsalate nennen. Zucker befindet sich aber häufig auch in Ketschup, Senf, Fertigsaucen, Salatdressings, eingelegtem Gemüse, wie z. B. Gurken, Artischocken, u. s. w. und in manchen Wurstsorten.

Beachten Sie bitte unbedingt, dass sich Mengenangaben für Kohlenhydrate auf den Lebensmitteletiketten immer auf 100 g beziehen.

Halten Sie sich auch bei panierten Speisen zurück, notfalls können Sie die Panier ja zumindest teilweise entfernen.

Was tun bei Heißhunger auf Zucker?
Wir wissen aus eigener Erfahrung, wie schwer es am Anfang sein kann, auf Süßes zu verzichten. Das Verlangen danach kann unwiderstehlich werden. Wenn Sie dem Verlangen nachgeben, haben Sie wahrscheinlich ein schlechtes Gewissen – und das kann díe Ernährungsumstellung in Frage stellen. Seien Sie also nicht zu streng mit sich selbst. Für den Fall, dass Sie ein unstillbares Verlangen nach Süßem haben, raten wir Ihnen, eine Rippe Schokolade (mit möglichst hohem Kakaoanteil - am besten Bitterschokolade) zu essen, um den Bedarf zu befriedigen. Sie können auch andere Süßspeisen mit Zuckerersatzstoff essen (siehe Rezeptteil und

Kochbuch). Vermeiden Sie aber Kuchen, Torten und andere Süßspeisen, die aus Mehl, Zucker und Fett bestehen. Mit der Zeit wird Ihr Verlangen nach Süßem immer geringer werden. Wichtig ist es, dass Sie Ihren Gaumen und Ihre Geschmacksnerven von Süßem entwöhnen. Durchhalten ist da die Devise.

Verhalten bei Einladungen oder im Restaurant

Halten Sie sich immer bedingungslos an Ihre stoffwechselgerechte Diät. Denken Sie daran: Sobald Sie eine erste Ausnahme gemacht haben, ist weiteren „Ausnahmen" Tür und Tor geöffnet.

Bestellen Sie Ihre Beilagen um, verlangen Sie statt Kartoffeln, Nudeln, Reis und Knödeln Gemüse bzw. Salat. Falls Ihnen ein kleiner Aufpreis verrechnet wird, ist Ihre Gesundheit diesen Preis auf jeden Fall wert.

Haben Sie den Mut, Dinge nicht fertig zu essen oder überhaupt stehen zu lassen.

Machen Sie auch bei Brötchenbuffets keine Ausnahmen! Wenn Sie davon essen wollen, essen Sie einfach den Belag und lassen das Brot über. Stellen Sie sich einfach vor, das Brot sei ein kleiner Teller, auf dem Ihnen Ihre stoffwechselgerechte Portion serviert wird. Viele passende Gerichte finden Sie beim „Griechen" und „Chinesen". Verzichten Sie beim „Griechen" auf das Weißbrot und ersetzen Sie beim „Chinesen" den Reis durch gebratene Sojasprossen. Aber auch auf einen Besuch beim „Italiener" müssen Sie nicht verzichten. Essen Sie einfach den Pizzabelag (schmeckt herrlich!) und lassen Sie den Pizzaboden übrig.

Warum wir Rapsöl, Olivenöl und Butter empfehlen

Wir haben schon in einem vorangegangenen Kapitel auf den besonderen Wert von Rapsöl und Olivenöl wegen ihres hohen Gehaltes an Omega-3-Fettsäuren hingewiesen. Im Rahmen von Diskussionen um gesunde Ernährung taucht zudem auch immer wieder die Frage „Butter oder Margarine?" auf. Wir sind der Ansicht, dass Butter eindeutig zu bevorzugen ist. Butter ist ein reines Naturprodukt, das gesättigte und ungesättigte Fettsäuren in einer sehr günstigen Mischung (58 – 65 % gesättigte, 29 – 37 % einfach-ungesättigte, der Rest mehrfach-ungesättigte Fettsäuren) enthält. Butter ist vor vielen Jahren im Zuge der Fett- und Cholesterinhysterie in Verruf gekommen und zunehmend durch

Margarine ersetzt worden. Dies aber - wie wir bereits berichtet haben - sehr zu Unrecht.
Margarine ist im Gegensatz zur Butter ein chemisches Produkt, das in vielen Einzelschritten verarbeitet und erzeugt wird. Sie enthält zudem Trans-Fettsäuren, die im Verdacht stehen, die Entstehung von Arteriosklerose zu fördern.

Akzeptable Kohlenhydrate für die Erhaltungsphase
Wie Sie wissen, halten wir Nahrungsmittel mit hohem Kohlenhydratgehalt, auch wenn sie nur einen mittleren GI haben, nicht für gesund. Wenn Sie jedoch an diesen Nahrungsmitteln hängen und Ihr Stoffwechsel es verträgt, können Sie solche mit mittlerem GI wieder in Ihr Ernährungsschema aufnehmen. Dazu beachten Sie bitte die folgenden Hinweise:

Reines Vollkornbrot hat einen Glykämischen Index um die 55. Allerdings ist es den Herstellern nach der Backordnung in verschiedenen Ländern erlaubt, einen unterschiedlichen Anteil von Auszugsmehl beizumischen, was den GI beträchtlich erhöhen kann. Achten Sie deshalb beim Kauf darauf, dass in den Produktangaben nur Vollkornmehl enthalten ist. Wenn neben Vollkornmehl noch eine andere Mehlsorte ohne den Zusatz „Vollkorn" angegeben wird, ist dies ein Hinweis, dass dieses Produkt einen weitaus höheren GI haben kann.
Viele Menschen vertragen Vollkornbrot schlecht. Dies kann daran liegen, dass viele heutige Brotsorten nicht mehr mittels der traditionellen Sauerteigmethode (bei der der Backvorgang bis zu 24 Stunden dauert) hergestellt werden, sondern mittels „Kunstsauer", einer (chemischen) Backhilfe, die den Backvorgang auf 2 Stunden verkürzt. Dadurch wird das Korn schlechter aufgeschlüsselt als bei der Sauerteigmethode und ist somit für den Körper schlechter zu verwerten. Am besten geeignet ist daher ein reines Sauerteig–Vollkornbrot.
Was den GI betrifft, sind **Spaghetti** durchaus nicht gleich Spaghetti. Die aus Hartweizen hergestellten Spaghetti (meistens italienische Produkte) haben einen relativ niedrigen GI von 40 - 50. Der GI von Weichweizenspaghetti dagegen liegt deutlich höher. Hüten Sie sich auch vor selbst gemachten („hausgemachten") Nudeln. Weitere einigermaßen geeignete kohlenhydrathaltige Nahrungsmittel sind Porridge, selbstgeschrotete Voll-

kornmüsli und ungeschälter Reis. Dauerhaft vermeiden sollen Sie Nahrungsmittel mit hohem GI, also Kartoffeln, Zucker, Mais und Produkte aus Auszugsmehl.

Alkohol: Wenn Sie Alkohol trinken wollen, empfehlen wir Ihnen einen trockenen Rot- oder Weißwein. Bier ist wegen des relativ hohen Glykämischen Index nicht empfehlenswert.
Wenn Sie während der Erhaltungsphase anfangen wieder zuzunehmen, müssen Sie den Kohlenhydratanteil wieder einschränken, und u. U. zur Reduktionsphase zurückkehren. Nach neuerlicher Gewichtsabnahme sollten Sie die Wiederaufnahme von Nahrung mit höherem Kohlenhydratanteil langsamer durchführen oder sein lassen.

Wenn Sie in der Reduktionsphase nicht oder nur sehr wenig abnehmen
In den ersten Tagen werden Sie sicher einige Kilos abnehmen, hauptsächlich Glykogen und Wasser (das ist ganz normal). Wenn Sie dann nur mehr sehr wenig oder gar nicht mehr abnehmen, so kann das mehrere Ursachen haben.

- **Medikamente können das Abnehmen behindern:**
  Bestimmte Medikamente, wie z. B. Psychopharmaka, Phenothiazine, Antidepressiva, ebenso Hormone wie die „Pille" und Steroide gegen Arthritis können eine Gewichtsabnahme verhindern. Sie dürfen diese Medikamente aber keinesfalls selbstständig absetzen! Sprechen Sie unbedingt mit Ihrem Arzt darüber, ob es eine Alternative gibt.

- **Die Menge der Kohlenhydrate in der Nahrung ist zu hoch:**
  Überprüfen Sie Ihre Ernährung nochmals hinsichtlich versteckter Zuckermengen. Sie müssen am Beginn Ihrer Diät Lebensmittel-Detektiv spielen. Wenn Sie trotzdem nur sehr wenig abnehmen, tut sich Ihr Körper offenbar schwer, in den Zustand der Fettverbrennung zu kommen.

Wenn dies der Fall ist, gehen Sie schrittweise vor:

- Nachdem Sie sichergestellt haben, dass Sie keinen versteckten Zucker zu sich nehmen, machen Sie zuerst mehr Bewegung, denn Bewegung kurbelt einen trägen Stoffwechsel an und hilft Ihrem Körper, auf Fettverbrennung umzustellen (lesen Sie dazu auch das Kapitel „Bewegung“). Wenn dies den Abnehmprozess nicht in Gang bringt, dann:

- Reduzieren Sie für einige Tage die Kohlenhydrate, indem Sie nur eine kleine Portion Salat und mehr Fisch und Fleisch/Fleischprodukte essen.

- Essen Sie wirklich nur so viel, wie Sie brauchen. Hören Sie unbedingt zu essen auf, sobald Sie satt sind. Lassen Sie sich nicht von alten Essmengen und Essgewohnheiten überlisten.

- Schalten Sie einige 24-stündige Fastenpausen ein. Sie können für einige Zeit jeden 2. Tag das Abendessen und das darauffolgende Frühstück auslassen. **Die letzte Mahlzeit vor einer Fastenpause sollte ein Mittagessen vom Typ A sein.**

- Wenn alle diese Bemühungen erfolglos geblieben sind, können Sie auch eine längere Fastenperiode einlegen. Jetzt kann Ihnen eine „Hungerperiode“ nicht mehr schaden, denn Ihr Stoffwechsel ist mittlerweile schon auf Fettverwertung umgestellt und muss nicht mehr Glukose aus Eiweiß erzeugen.

Auswirkungen

Was können Sie neben einer Gewichtsabnahme an positiven Effekten erwarten?

So gut wie sicher ist:

- ⇨ Gesteigertes Wohlbefinden
- ⇨ Mehr Energie
- ⇨ Abnahme der Müdigkeit, besonders nach dem Essen
- ⇨ Senkung oder sogar Normalisierung eines erhöhten Blutdrucks
- ⇨ Senkung des Triglyceridspiegels
- ⇨ Senkung des Blutzuckerspiegels und des Insulinspiegels

Wahrscheinlich ist:

Eine Abnahme des Gesamtcholesterins mit relativer Erhöhung des HDL-Cholesterins.

Das Verhalten des Cholesterins ist nicht sicher vorauszusagen. Es kann vorübergehend auch zu einer Zunahme des Cholesterinspiegels kommen. Dies ist ein wissenschaftlich untersuchtes Phänomen und beruht darauf, dass im Fettgewebe eine gewisse Menge an Cholesterin enthalten ist, die beim Fettabbau frei wird und in die Blutbahn kommt. Mit dem Ende der Gewichtsabnahme nimmt meist auch der Cholesterinspiegel wieder ab (116).

Weitere mögliche positive Auswirkungen

Es wird von mehreren Ärzten, die sich mit kohlenhydratarmer Ernährung beschäftigt haben, beschrieben, dass sich die Diät sehr positiv auf Magen-Darmprobleme auswirkt. Sowohl Lutz (91) als auch Yudkin (166) haben beobachtet, dass Magenschleimhautentzündungen häufig nach einigen Wochen bis Monaten von selbst ausheilten. Dr. Lutz berichtet über Therapieerfolge bei Darmerkrankungen, zum Beispiel bei chronischer Verstopfung und chronischem Durchfall, ja sogar bei Colitis ulcerosa und Morbus Crohn, zwei zuvor als unheilbar geltenden chronischen Darmentzündungen. Weiters berichten Dr. Lutz und Dr. Atkins über Erfolge bei Herzschwäche und Herzrhythmusstörungen.

Die stoffwechselgerechte Ernährung - eine Ernährung für ganze Männer:

Die stoffwechselgerechte, kohlenhydratarme Ernährung kann sich bei Ihnen als Mann positiv auf Ihr Sexualleben auswirken.

Übergewichtige Männer sind nämlich überdurchschnittlich häufig von **Erektionsstörungen** und **verminderter Libido** betroffen. Ein Grund für diese Probleme beim Sex ist ein Mangel an **Testosteron**. Testosteron ist das wichtigste Sexualhormon des Mannes und hauptverantwortlich für **Potenz** und **Libido**. Natürlich können noch andere Faktoren eine Rolle spielen, wie z. B. die Psyche, das Rauchen, u. a. m.. Aber die Tatsache bleibt bestehen: Ein niedriger Testosteronspiegel wirkt sich ungünstig auf das männliche Sexualleben aus.

Auf Grund des Hyperinsulinismus sind besonders übergewichtige Männer von dieser Problematik betroffen:

Je höher der Insulinspiegel eines Mannes ist, desto niedriger ist sein Testosteronspiegel (174,175).

Die kohlenhydratarme, eiweißreiche Ernährung senkt den Insulinspiegel und wirkt sich dadurch positiv auf Ihren Testosteronspiegel aus. Dies kann einen positiven Effekt auf Ihre sexuellen Aktivitäten haben.

Zusätzlich zur positiven Auswirkung auf Potenz und Libido wird auch - besonders bei gleichzeitigem Muskeltraining - Ihr Muskelaufbau gefördert. Ein wichtiger Effekt, da Sie möglicherweise schon Abnehmversuche in Form von Hungerkuren hinter sich haben - mit entsprechendem Eiweißverlust aus der Muskelmasse. Und überhaupt - Muskeln haben ja noch keinem Mann geschadet, oder?

Bei Frauen kommt es natürlich nicht zu einer Testosteronerhöhung, da der weibliche Hormonhaushalt anders aufgebaut ist als der männliche. Bei Frauen ist der Effekt genau umgekehrt:

Ein hoher Insulinspiegel bei Frauen geht häufig mit hohen Testosteronwerten einher (175).

Testosteron führt aber bei Frauen zu Vermännlichung - u. a. wird Bartwuchs angeregt, Pickel treten vermehrt auf.

Wenn übergewichtige Frauen beginnen, sich stoffwechselgerecht zu ernähren, sinkt in Folge ihr erhöhter Testosteronspiegel.

Schilddrüsenhormone:

Falls während der Diät die Schilddrüsenwerte kontrolliert werden, können manchmal Veränderungen festgestellt werden: Bei einer deulichen Reduzierung der Kohlenhydrate entstehen niedrigere Werte des Schilddrüsenhormones T3. Dies ist ein physiologischer Vorgang und darf nicht mit einer Schilddrüsenunterfunktion verwechselt werden (185).

Zusatzinformation für Ihren behandelnden Arzt bzw. Ihre behandelnde Ärztin:

Charakteristischerweise ist der TSH normal oder sogar vermindert; außerdem fehlen die für eine Schilddrüsenunterfunktion typischen Symptome wie trockene Haut, Kälteintoleranz und erhöhtes Schlafbedürfnis (179,180).

Womit Sie anfangs rechnen müssen:

Verstopfung

Eine Verstopfung ist anfangs relativ häufig, sie ist jedoch kein Grund, die Diät abzubrechen. Die Verstopfung vergeht nach einiger Zeit von selbst. Außerdem wird oft von Verstopfung gesprochen, wenn der Stuhlgang zwei oder drei Tage ausbleibt, was aus medizinischer Sicht noch kein Problem darstellt. Verzichten Sie wenn möglich auf Abführmittel. Wenn Sie etwas tun wollen, können Sie ein Mini-Klistier (einen Mini-Einlauf, der in der Apotheke erhältlich ist) verwenden, bis sich das Problem von selbst gelöst hat.

Muskelkrämpfe

Sie können auftreten, wenn viel Gewicht und damit auch Kalzium verloren geht. Nehmen Sie daher immer neben einem Multi-Vitaminpräparat auch ein Elektrolyt-Präparat ein, welches Kalzium und Magnesium enthält.

Vorübergehend gestörtes Wohlbefinden, wie z. B. Müdigkeit und Schwächegefühl

Die Ursache kann in einer zu schnellen Gewichtsabnahme liegen. Wie schon zuvor gesagt, können Sie die Gewichtsabnahme etwas bremsen, indem Sie eine Zusatzportion Gemüse essen.

Zum Abschluss wollen wir Ihnen noch einige häufig gestellte Fragen beantworten.

Häufig auftretende Fragen

Wie steht es um den gesundheitlichen Aspekt der stoffwechselgerechten Ernährung?
Es handelt sich hier um eine Diät, die Ihr Gewicht auf natürliche Weise reduziert, die den Blutdruck senkt, die Blutfette verbessert, den Stoffwechsel bei Diabetes stabilisiert, so dass manche Menschen sogar auf Medikamente gegen hohen Blutdruck und Diabetes verzichten können. Was kann man sich noch mehr wünschen?
Wir selbst ernähren uns schon seit Jahren sehr strikt stoffwechselgerecht und haben damit die besten Erfahrungen gemacht. Jegliche Magen- und Darmbeschwerden, die wir von früherer kohlenhydratreicher Nahrung her kennen, sind verschwunden. Die Infektanfälligkeit ist stark gesunken und Gewichtskontrolle ist auch kein Thema mehr. Wir fühlen uns rundum wohl und sind gesund und agil.

Kann irgend ein Mangel entstehen, wenn ich auf Mehl, Kartoffeln, Reis oder Zucker verzichten?
Nein, die stoffwechselgerechte Ernährung ist – richtig angewendet – eine äußerst gesunde Form der Ernährung.
Einnehmen können Sie ergänzend Vitamine, Spurenelemente, Mineralstoffe (Kalzium, Magnesium, Selen, etc.), weil bei jeder Gewichtsreduktion Mineralsalze verloren gehen und Vitamine benötigt werden.

Ist die stoffwechselgerechte Ernährung für Kinder und Jugendliche geeignet?
Gerade übergewichtige Kinder und Jugendliche werden von der Ernährungsumstellung besonders profitieren. Bei ihnen funktioniert die Gewichtsabnahme besonders gut. Die Verbesserung der Stoffwechsellage wirkt sich positiv auf die körperliche Entwicklung aus und verhindert Folgeschäden.

Ist die stoffwechselgerechte Ernährung nicht viel teurer?
Ja und nein. Wenn Sie daran denken, dass Sie viel weniger Geld für süße Sachen und gesüßte Getränke ausgeben werden, eher nein. Eine diesbezügliche Studie zeigt klar auf, dass die Menschen bei kohlenhydratarmer,

stoffwechselgerechter Ernährung viel weniger Kalorien zu sich nehmen als bei fettarmer, kohlenhydratreicher Ernährung. Sie werden also gesamtgesehen weniger Nahrungsmittel einkaufen müssen.
Wenn Sie an den Weißbrot- und Kartoffelpreis im Vergleich zum Fleischpreis denken, eher ja. Exakt lässt sich das nur durch eigenes Ausprobieren beantworten. Unserer Erfahrung nach geben wir nicht mehr Geld fürs Essen aus als zuvor, aber auch nicht weniger.
Wenn Sie an die Folgekosten (finanziell und vor allem physisch und psychisch) denken, die durch ungesunde Ernährung entstehen, dann erübrigt sich die Frage nach den Kosten fast.

Kann ich die stoffwechselgerechte Diät durchführen, wenn ich ein Gallenleiden habe?
Dr. Lutz berichtet in seinem Buch „Leben ohne Brot“ auch über seine Erfahrungen mit PatientInnen, die mit Gallenleiden zu ihm gekommen sind. Es hat sich dabei erwiesen, dass die kohlenhydratarme Diät trotz des höheren Fettgehaltes für Menschen mit Gallensteinen und Gallenblasenentzündungen gut verträglich war und sogar häufig zu einer Besserung der Beschwerden geführt hat.

Besteht nicht die Gefahr, dass durch die eiweißreiche Nahrung meine Harnsäurewerte erhöht werden?
Es hat sich in den aktuellen Studien gezeigt, dass sich bei allen Menschen, die mit dieser Ernährung begonnen haben, normale Harnsäurewerte im Blut eingestellt haben. Da bei etwa 15% der Menschen genetisch bedingt leicht erhöhte Harnsäurewerte bestehen, empfehlen wir zur Sicherheit eine Bestimmung der Harnsäurewerte vor Beginn der Ernährungsumstellung. Sollte ein erhöhter Wert vorliegen, kann die Ernährungsumstellung trotzdem vorgenommen werden, der Harnsäurewert sollte dann jedoch beobachtet werden.

Ist die stoffwechselgerechte Diät für Menschen mit Diabetes Typ 2 geeignet?
Die schon früher zitierten Stoffwechselstudien zur kohlenhydratarmen Ernährung zeigen, dass sich eine Beschränkung der Kohlenhydrate sehr positiv auf den Stoffwechsel von DiabetikerInnen (Typ 2) auswirkt. Die

kohlenhydratarme Ernährung verbessert die Blutfettwerte und ermöglicht eine bessere Kontrolle des Blutzuckerspiegels (25,34,35,46,48,129,141). Manche PatientInnen konnten mit dieser Diät auf die Einnahme von blutzuckersenkenden Medikamenten (orale Antidiabetika) sogar ganz verzichten.

In den USA hat man vor kurzem begonnen, sich wieder für dieses Thema zu interessieren. So laufen in den USA mehrere Studien, die gezielt den Einfluss einer kohlenhydratarmen, relativ fettreichen Ernährung auf den Stoffwechsel von DiabetikerInnen untersuchen. Auch diese - auf Kongressen präsentierten vorläufigen Ergebnisse - bestätigen die bisherigen Erkenntnisse: Eine kohlenhydratarme Ernährung wirkt sich auf den Stoffwechsel von Typ 2 DiabetikerInnen sehr günstig aus.
Die derzeitig gültige Ernährungsempfehlung für DiabetikerInnen sieht allerdings eine strenge Einschränkung des Fettes, nicht jedoch der Kohlenhydrate, vor.
Sie sollten deshalb eine Umstellung auf kohlenhydratarme Ernährung nur nach **Absprache mit Ihrem Arzt** durchführen.
Auf jeden Fall aber sollten Sie Kohlenhydrate mit hohem Glykämischem Index möglichst meiden und durch solche mit niedrigerem GI ersetzen, zum Beispiel Vollkornbrot statt Brot aus Auszugsmehl, ungeschälten Reis statt geschälten Reis usw. essen.

Halten Sie sich unbedingt an die Anweisungen Ihres Arztes.

Welche Milchprodukte sind in der Reduktionsphase erlaubt?
Milch und Milchprodukte haben zwar einen niedrigen Glykämischen Index, neue wissenschaftliche Untersuchungen haben jedoch gezeigt, dass Milch und fermentierte Milch wie z.B. Sauermilch, Joghurt und Buttermilch, die Insulinproduktion stark anregen. Topfen, Käse, Schlagobers und Creme fraiche jedoch nicht. An der Ursache wird noch geforscht (184). Sie können daher ein wenig Milch (oder besser Schlagobers) für Ihren Kaffee oder Tee nehmen, sollten ansonsten die oben angeführten Milchprodukte vermeiden - auf jeden Fall in der Abnehmphase.

Ein Blick auf andere Ernährungsformen und Diäten

Sie haben sicherlich immer wieder von Ernährungsformen gehört, die Erfolg gebracht haben, weil die Leute dabei abgenommen haben. Manche dieser Ernährungsformen entsprechen vielleicht – ohne genaueres Hinsehen – nicht der stoffwechselgerechten Ernährung und wirken dennoch!?

Nun, auf jeden Fall nicht dennoch, denn Insulinresistenz, Hyperinsulinismus und Glykämischer Index erklären auch hier, warum Ernährungsprogramme wie z. B. Trennkost, (150), Fit-for-life (38) und die Vollwertkost (16) bezogen auf Gewichtsabnahme erfolgreich sind.

Beginnen wir bei der Trennkost:

Ein wesentliches Element der Trennkost ist, dass Eiweiß und Kohlenhydratkonzentrate nicht innerhalb einer Mahlzeit verzehrt werden dürfen. Erlaubt sind einerseits z. B. Fleisch oder Fisch mit Gemüse und Salat, dann aber ohne Beilagen. Andererseits sind Kartoffeln, Nudeln und Reis mit Gemüse und Salat erlaubt, aber ohne Fleisch oder Fisch. Oft funktioniert dann die Trennkost, weil viele Menschen am liebsten Fleisch essen und so eher auf die Beilagen als auf die Proteine verzichten, so dass die Menge der Kohlenhydrate in der Nahrung sinkt.

Dazu kommt ein weiterer, noch wesentlicherer Effekt: Eine kohlenhydratreiche Nahrung erhöht den Blutzuckerspiegel. Wird zusätzlich auch noch Eiweiß (Fleisch, Fisch) konsumiert, so wird das Eiweiß in Glukose umgewandelt: ein noch viel höherer Blutzuckerspiegel entsteht (50,141). Zu diesem Doppeleffekt kann es bei Trennkost nie kommen.

Eine kohlenhydratreiche **und** eiweißreiche Mahlzeit führt also zu noch mehr Blutzucker, mit allen negativen Folgen.

„Fit-for-life":

Die Diamonds („Fit-for-life") haben ebenfalls das Element der Trennkost in ihrem Ernährungsprogramm, gehen aber noch einen Schritt weiter: Sie erlauben als Frühstück bzw. bis zum Mittagessen nur Obst. Dadurch werden zusätzliche Mengen an Kohlenhydraten mit hohem Glykämischem

Index (wie z. B. Cornflakes, Brot, Marmelade, Zucker) durch Obst, das zum Großteil einen niedrigen GI aufweist, ersetzt.
Die Glykämische Ladung wird dadurch gegenüber einer „Standardernährung" deutlich reduziert.

"Montignac":
Die Montignac-Diät ist unserer Meinung nach eine "entschärfte" Form der fettarmen, kohlenhydratreichen Ernährung. Fettsparen und das Vermeiden von "schlechten" Kohlenhydraten ist die Devise. Die Ernährungsempfehlungen helfen, viele Kohlenhydrate mit hohem GI zu vermeiden. Doch die Empfehlung von "in der Schale gekochten Kartoffeln", Fruchtsäften, Vollkornbrot erscheint uns - besonders in der Abnehmphase - problematisch. Manche Menschen können ohne Zweifel damit abnehmen, viele jedoch wahrscheinlich nicht. Insgesamt entspricht diese Nahrungszusammenstellung nicht unserer Vorstellung von gesunder, stoffwechselgerechter Ernährung.

Vollwertkost:
Bei der Vollwertkost nach Bruker steht das Vollkorn im Mittelpunkt. Zum Frühstück gibt es einen Frischkornbrei, weiters beinhaltet dieses Programm viel frisches Obst, Gemüse, Salat, Vollkornbrot, aber auch Fisch und Fleisch. Ganz wesentlich dabei ist, dass Zucker verboten ist. Auch hier ist die Glykämische Ladung durch die Auswahl der Nahrungsmittel gegenüber herkömmlichen Ernährungsformen reduziert.

Sie sehen, letztendlich sind auch diese Ernährungsformen/Diäten ein Beweis für die Wirksamkeit der stoffwechselgerechten Ernährung.

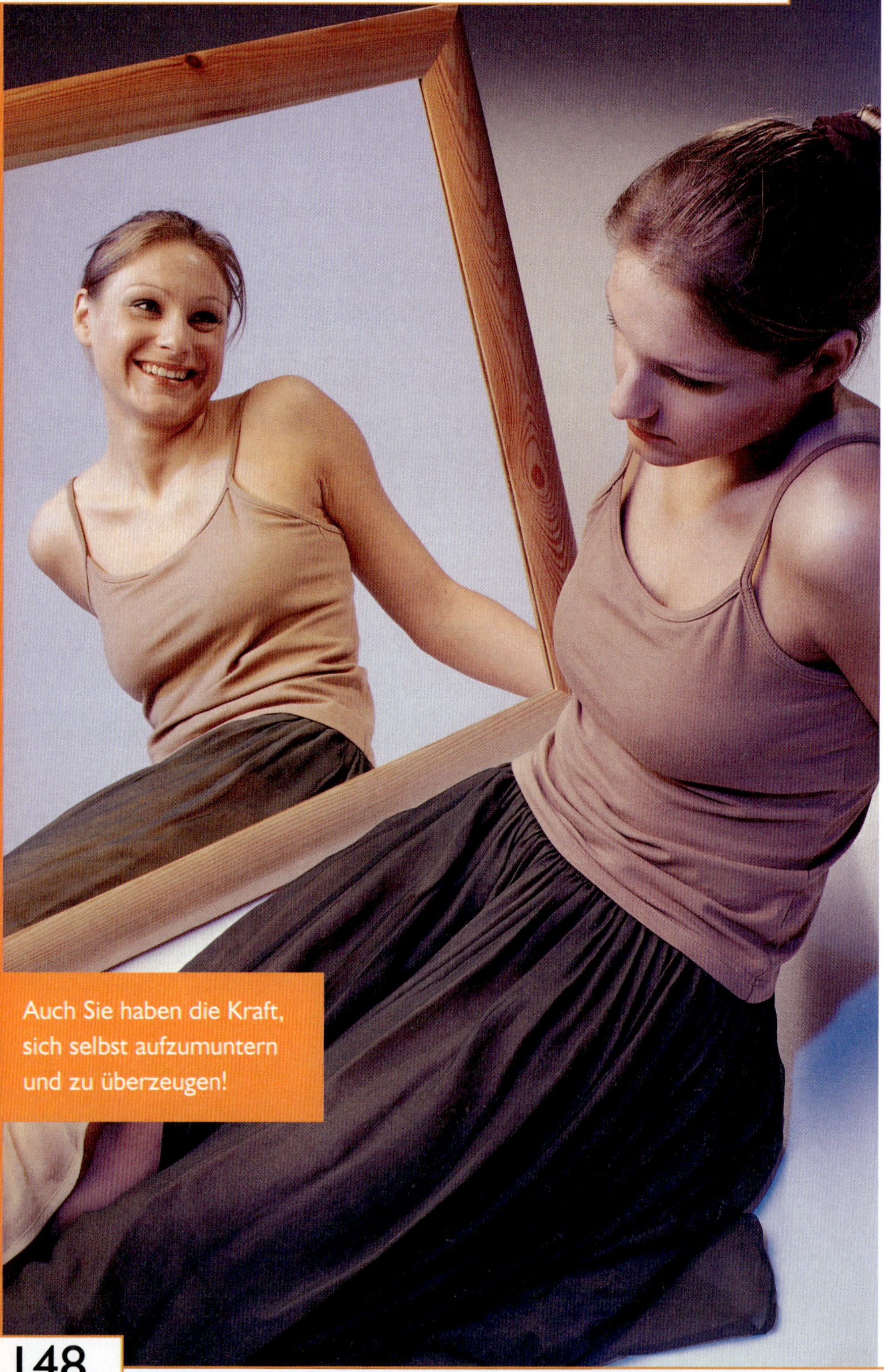

Auch Sie haben die Kraft, sich selbst aufzumuntern und zu überzeugen!

Die mentale Umsetzung Ihrer Ernährungsumstellung

HILFE ZUR SELBSTHILFE

Sie haben nun vieles über den menschlichen Stoffwechsel und artgerechte Ernährung erfahren. Wir haben Ihnen auch aufgezeigt, dass durch Ihren Blutzuckerspiegel und seine Schwankungen Heißhungergefühle hervorgerufen werden können. Wenn Sie eine kohlenhydratreiche, fettarme Diät machen, um Ihr Gewicht zu reduzieren, provozieren Sie genau diese Schwankungen Ihres Blutzuckerspiegels. Das heißt in Folge: Bei üblichen Diäten – wenig Fett, viele Kohlenhydrate – sind Sie ständig hungrig und denken daher ständig ans Essen. Ein zusätzlicher Teufelskreis beginnt damit. **Das, woran wir denken, wirkt wie ein Magnet.** So steuern Sie ständig - magnetisch angezogen - auf noch mehr Essen zu. Der Teufelskreis beginnt sich zu drehen.
Andererseits essen Sie bei Diäten sehr häufig das, was Sie nicht mögen. Dann denken Sie an das, was Sie mögen, und schon zieht es Sie gedanklich dorthin.

Diät macht also Essen in Ihren Gedanken einerseits noch begehrenswerter und andererseits haben Sie Schuldgefühle, wenn Sie schließlich „schwach" werden und all das essen, was Sie vermeintlich nicht essen sollen.

Aber bedenken Sie: Wir kommen zu guter Letzt gegen unsere genetische Programmierung nicht an: Unser Körper verlangt letztendlich - wenn wir ihm die Chance zur Normalisierung und Gesundung geben - nach den Dingen, die ihm gut tun. Schwierig ist dabei die Übergangsphase, bis Ihr Körper von sich aus nach den richtigen, gesunden Nahrungsmitteln verlangt. Bedenken Sie:

Kohlenhydrate und Fett gemeinsam wirken sich noch schlimmer aus als nur Kohlenhydrate.

Wenn Sie aber Ihre Ernährung umgestellt haben und sich an den richtigen Nahrungsmitteln satt essen, brauchen Sie gar keine Kohlenhydratkonzentrate mehr. Ihr Verlangen danach ist Gewohnheit. Diese Gewohnheit haben Sie sich dann abgewöhnt. Das, was wir Ihnen bieten können, ist mithin eine neue Lebensform, ein neues Lebensgefühl. Wir möchten Ihnen im Anschluss noch eine mentale Hilfestellung geben, indem wir Ihnen sagen, wie Geschmack entsteht und wie Geschmack sich auch wieder verändert. **Geschmack ist also nichts, was ewig gleich bleibt.**

Geschmack

Geschmack ist letztendlich das **Ergebnis von Gewohnheiten und Prägungen**, die wir von klein auf verankert haben.
Wenn Sie sich denken: „Ein Frühstück ohne Brot und Marmelade schaff' ich nicht!“, dann ist das einerseits deshalb, weil Ihr Geschmack daran gewöhnt ist und anderseits deshalb, weil kein Mensch gerne eingefahrene Bahnen verlässt. Neues beunruhigt. Unruhe kostet zusätzliche psychische Energie. Dies trachtet unsere Psyche zu vermeiden. Bei einer einfachen Gegenüberstellung von Kosten und Nutzen sehen Sie aber sofort, dass der tatsächliche Aufwand minimal ist, verglichen mit dem Schaden, der entsteht, wenn Sie sich in diesem Fall nicht auf das Neue einlassen. Schlimmstenfalls erreichen Sie damit, dass Sie bald keine Frühstücksentscheidungen mehr zu treffen brauchen.

Als kleinen Denkanstoß haben wir Ihnen eine Liste erstellt, anhand derer Sie sehen können, was alles punkto Essen Gewohnheit ist:

- Uhrzeit
- Belohnungsfunktion
- Zusammenstellung/Kombination der Nahrungsmittel
- Geruch
- Angebot
- Hilfe gegen Langeweile

Eine Liste, die sich noch um einige Punkte erweitern ließe. Wir denken aber, dass Ihnen jetzt schon klar ist, dass eine Veränderung Ihrer Essgewohnheiten nicht so einfach ist. Um die notwendige

Ernährungsumstellung auch wirklich durchführen und in Ihrem Leben dauerhaft verankern zu können, brauchen Sie mentale Unterstützung. Egal, was das Neue ist, ob Sie zu joggen beginnen oder ein Gemüsebeet anlegen wollen, ob Sie Ihre Ernährung umstellen oder einfach nur weniger essen wollen, Ihr Unterbewusstsein entwickelt automatisch Widerstand gegen alles, was neu ist.
Deshalb brauchen Sie begleitend und unterstützend zu den medizinischen Fakten und den verstandesmäßigen Gründen, aus denen Sie sich für Ihre Ernährungsumstellung entschlossen haben, psychologisch fundierte Techniken, die sicherstellen, dass Sie diese Änderung in Ihrem Leben auch dauerhaft schaffen.

Das mentale Programm – psychologische Hilfestellungen

Ein wesentlicher Punkt dabei ist, dass Sie zuerst die Funktionsweise Ihres Unterbewusstseins kennen und verstehen lernen. Dabei ist es wichtig, dass Sie sich des Unterschieds zwischen reinem Wissen über etwas und der Umsetzung dieses Wissens bewusst werden.
Als nächstes beschäftigen wir uns dann mit Motivation, denn Motivation ist der Faktor, der Ihnen zu Durchhaltevermögen verhilft. Den Ausgangspunkt Ihrer Umstellung auf eine stoffwechselgerechte Ernährung bildet eine klare Zielsetzung, wobei wir Ihnen zusätzliche Unterstützungsmöglichkeiten auf Ihrem Weg dorthin mitgeben werden: Entspannung einerseits und das Erschaffen Ihrer eigenen hilfreichen Wirklichkeit anderseits werden dabei Ihre beiden Hauptmethoden sein.
Um Ihren Weg zu einer dauerhaften gesunden Ernährung nach allen Seiten abzusichern, machen wir Sie dann auf mentale Fallen aufmerksam, die sich zumeist unbewusst einschleichen und deren Unkenntnis schon manchen Erfolg verhindert hat.
Zu guter Letzt fassen wir Ihnen Hilfestellungen in Form von Tipps und Techniken zusammen.

1. „Ich weiß eh!“

Sie kennen das Phänomen sicherlich: Sie wissen über etwas genau Bescheid, handeln aber so, als seien Ihnen Ursache und Wirkung völlig unbekannt. Sie gehen zum Beispiel leicht verkühlt in die Sauna und werden nachher erst so richtig krank. Irgendein wohlmeinender Mitmensch sagt dann zu Ihnen: “„Mit einer Erkältung solltest du nicht in die Sauna gehen, denn da kann es dich erst so richtig erwischen!“ „Ich weiß eh!“, sagen Sie dann darauf; - leicht ärgerlich sogar zumeist, denn Sie haben es wirklich gewusst, aber eben nicht danach gehandelt. Nun, Wissen und Tun sind ja bekanntlich zwei Paar Schuhe. Das ist auch einer der Gründe, warum wir mit guten Vorsätzen oft genug scheitern: Wir wissen eh, dass wir am nächsten Tag kaum aus den Federn kommen und ungenießbar sind, wenn wir erst nach elf Uhr ins Bett gehen, aber ..... Aber: Der Film war so spannend, es war noch so viel im Haushalt zu erledigen oder Ähnliches.

Dieses Phänomen - der Unterschied von Wissen und Tun, von Erkenntnis und Umsetzung - macht es so wichtig, dass wir Ihnen in diesem Buch nicht nur theoretisch fundiert die wesentlichsten Erkenntnisse über die stoffwechselgerechte Ernährung darlegen, sondern Ihnen auch zeigen, wie Sie diese Erkenntnisse für Ihr Leben nützen und praktisch umsetzen können. Die größte Herausforderung besteht immer darin, das, was wir wissen, in die Tat umzusetzen.

2. Das Unterbewusste

Um Ihr Wissen wirkungsvoll und dauerhaft in Taten umsetzen zu können, ist es wichtig, dass Sie erfahren, wie Ihr Unterbewusstsein arbeitet und wie Sie es dazu bringen können, Sie bei der Umsetzung Ihres Wissens zu unterstützen. Zu unterstützen, statt zu boykottieren! – denn das ist es, was unser Unterbewusstes üblicherweise macht, wenn wir unsere altvertrauten Muster und Gewohnheiten zu verändern und zu durchbrechen versuchen.

Unser Unterbewusstsein reagiert ähnlich einem kleinen Kind – deshalb spricht man auch oft vom „inneren Kind“ des Menschen – es mag alles, was vertraut ist. Somit reagiert es natürlich heikel auf Veränderungen und das Durchbrechen von gewohnten und vertrauten Abläufen. Aber unser Unterbewusstes liebt darüber hinaus Spannung, Abwechslung,

Aufregung, Herausforderung, Spaß und Spiel, wir müssen nur dafür sorgen, dass wir ihm diese Möglichkeiten auf die richtige Art und Weise bieten.

Gefühle und Bilder sprechen unser Unterbewusstes am meisten an. Rationale Überlegungen langweilen und überfordern es oft nur. Aus diesem Wissen können wir die wesentlichen Punkte ableiten, die uns dabei helfen, mit uns selbst und somit mit unserem Körper gut umzugehen.
Die **gedankliche Grundlage** für jede Veränderung ist:
Körper, Denken und Emotionen bilden eine Einheit und beeinflussen einander wechselseitig. Unser Körper weiß an sich, was ihm gut tut und was er braucht, aber durch unsere Sozialisation und Erziehung haben wir weitgehend verlernt, auf unsere Körperweisheit zu hören. Deshalb ist es unsere Aufgabe, einerseits andere Wege zu nutzen, um unsere Gesundheit zu erhalten und unserem Körper Gutes zu tun und andererseits müssen wir über mentales Training, richtige Atmung, Bewegung und Entspannung wieder Zugang zu unserer Körperweisheit bekommen.

Wir müssen sofort damit beginnen, uns um unseren Körper zu kümmern, indem wir unsere Ernährung auf die stoffwechselgerechte Ernährungsweise umstellen. Jetzt ist es noch möglich, wer weiß, wie lange noch!

Bei vielen Dingen im Leben bekommen wir immer wieder eine neue Möglichkeit: Wenn wir etwas kaputt machen, können wir diesen Gegenstand zumeist wieder neu kaufen. So und ähnlich sind viele Dinge ersetzbar. Unser Körper aber unterliegt dem Naturgesetz: Wir haben nur diesen einen Körper. Was wir unserem Körper antun, können wir nicht mehr ungeschehen machen, wir können höchstens den Schaden begrenzen. Rechtzeitig angegangen sind Ernährungsfehler und Bewegungsmangel zum Teil reversibel. Das bedeutet in erster Linie einmal Schadensbegrenzung. Aber auch Wiederaufbauarbeit ist möglich. Die Frage ist nur: **Wann ist dafür der richtige Zeitpunkt?** Ab Silvester? Nach dem nächsten Festessen? Die Antwort ist: JETZT! Alles, was Sie nicht sofort beginnen, gehen Sie nie an. Erinnern Sie sich nur an Ihre letzten Silvestervorsätze: „Nächstes Jahr werde ich ..." Entweder Sie fangen jetzt - in dieser Minute - an, oder Sie werden es überhaupt nicht machen.

Wissen allein reicht nicht! Wie schon gesagt: Wissen und Tun sind zweierlei. Nur durch Handeln wird Wissen sinnvoll.
Setzen Sie sich einen Termin. Bleiben Sie dabei realistisch. Zerlegen Sie Ihr Ziel in kleine Schritte. Bedenken Sie, dass Veränderungen nicht über Nacht auftreten. 10 Kilo zu viel waren auch nicht von gestern auf heute auf Ihren Hüften. Beweisen Sie Ausdauer.
Nun, das klingt wieder einfacher, als es dann zumeist in der Umsetzung ist. Denn, wie erreichen Sie Ausdauer? Wie hält man Dinge über einen längeren Zeitraum durch?
Ausdauer ist eine Frage der Motivation.

3. Motivation

Motiviert sind Sie dann, wenn Sie einen Sinn in Ihrem Handeln erkennen. Aus diesem Sinn/Ziel ergeben sich Freude und Engagement.

Wollen Sie abnehmen?
Wollen Sie sich gesund und wohl fühlen?
Sie wollen eine Kleidergröße weniger haben?
Wollen Sie jung und gut aussehen?
Sie wollen ganz einfach etwas für Ihre Fitness tun?
Sie wollen sich endlich ausgeglichen fühlen?

Diese Wünsche sind die Grundlage Ihrer Motivation. Sie können sich nur selbst motivieren. Das funktioniert so:

3. 1. Selbstmotivation:

Motivationsenergie - Widerstandsenergie = Veränderungsenergie

Motivationsenergie minus Widerstandsenergie ergibt also das Ausmaß der Veränderungsenergie.
Motivationsenergie entsteht durch Ihre Wünsche und Zielvorstellungen. Widerstandsenergie entsteht dadurch, dass Ihr Unterbewusstes sich gegen Veränderung wehrt. Wenn Ihre Motivationsenergie größer ist als Ihre Widerstandsenergie, haben Sie Veränderungsenergie zur Verfügung; d. h. Sie haben Energie freigesetzt, um Ihre Ernährung umzustellen.

Zu Beginn einer neuen Unternehmung oder eines neuen Vorhabens fühlen wir uns oft hochmotiviert, energetisiert und schwungvoll, doch bald versiegt dieser Schwung und wir erlahmen. Wie gibt es das? Woran liegt das?

Unsere Energie kommt dann zum Erliegen, wenn unsere inneren Widerstände in den Vordergrund treten und unsere anfängliche Motivationsenergie, die vor allem durch den Reiz des erwünschten Zieles, Spannung und Freude am Neuen bedingt war, nachlässt. Überlegen Sie sich daher gut, was Sie wirklich motiviert, Ihre Ernährung umzustellen und welche Motive Ihren Elan lähmen könnten.

Widerstandsenergie entsteht hauptsächlich durch Faktoren, die unser Unbewusstes beunruhigen, verängstigen, langweilen sowie durch alles, was uns unbequem erscheint oder wird.

Motivationsenergie entsteht durch positiv bewertete Ziele, die in erster Linie auch Ihrem „inneren Kind" entsprechen und Freude bereiten müssen. Bitte bedenken Sie das immer, wenn Sie sich Ziele stecken.

Wenn Sie dann von Ihrer Motivationsenergie Ihre Widerstandsenergie abziehen, wissen Sie, wie groß Ihre tatsächliche Veränderungsenergie ist. Um diese genau feststellen und berechnen zu können, schreiben Sie nun Ihre Ziele und Wünsche auf.

4. Zielsetzung

Wie soll Ihr Leben sein? Wie wollen Sie sich fühlen? Versuchen Sie sich in das erwünschte Gefühl (Glück, Freude) möglichst weit einzufühlen. Malen Sie sich Szenen und Abläufe aus. Je realistischer Ihre Vorstellungen diesbezüglich sind, umso größer ist Ihre Energie, das vorgestellte Ziel auch wirklich zu erreichen.

Bauen Sie bei der **Selbstmotivation** nicht zu sehr auf „gute Gründe", denn unser Unterbewusstes handelt nach dem Lustprinzip des Kleinkindes und interessiert sich für „gute Gründe" wenig bis gar nicht. Denken Sie also nach, welche Ihrer Ziele dem Lust- und Motivationsprinzip Ihres Unterbewussten entsprechen.

Formulieren Sie Ihre Ziele jetzt schriftlich aus und setzen Sie mittels Ziffern eine Wertung nach Wichtigkeit.
Achten Sie auf die Formulierung. Eine hilfreiche Formulierung weckt positive Bilder und Vorstellungen.
Wir geben Ihnen hier ein Beispiel für eine hilfreiche Formulierung:
Vorsatz/Ziel:
Ich erreiche mein Idealgewicht von ... Kilo und halte es.
Nicht: Ich werde abnehmen. (Das klingt nach Anstrengung und Verlust und ist daher nicht hilfreich!)

4. 1. Ängste und Zweifel:
Nun zu Ihrer Widerstandsenergie:
Sie würden schon gerne, aber ...:
Sie denken daran, was alles schief gehen könnte? Sie haben ein beunruhigendes Gefühl? Sie bezweifeln, dass Ihnen das gelingt?
Nun, das geht uns am Anfang allen so.
Überlegen Sie genau: Was befürchten Sie? Benennen Sie Ihre Ängste. Definieren Sie diese möglichst genau und vollständig.

Welche drei Punkte haben Ihnen schon einmal ein Ernährungsprogramm boykottiert?

Welche drei Punkte haben Ihnen schon einmal ein Bewegungs-/Fitnessprogramm boykottiert?

Eine Angst, die man benennen und definieren kann, verliert schon einen Teil Ihres Schreckens. Sie haben sich durch das Benennen bereits den Schlüssel zur Lösung Ihres Problems in die Hand gegeben.
Überlegen Sie nun, was Ihnen helfen kann, diesen Ängsten zu begegnen. Gehen Sie dabei schrittweise vor. Überlegen Sie, was Sie einem anderen Menschen raten würden, wenn er Ihnen gegenüber dieselben Befürchtungen äußern würde, die Sie soeben notiert haben.
Auch Ihre persönlichen Eigenschaften können Ihnen eine große Hilfe sein.

4. 2. Persönliche Stärken als Hilfestellung:

Notieren Sie nun alle Punkte, die Ihnen eine Hilfe gegen Ihre Ängste bieten können. Das kann ein eiserner Wille, Durchhaltevermögen, ein klares Konzept erstellen sein, also alles, was zu Ihren persönlichen Stärken gehört.
Als Unterstützung geben wir Ihnen dazu noch ein paar Beispielsätze vor:

Ich entwickle für meine Ziele und Wünsche klare und einfache Konzepte.
Ich kann mich einem Ziel ausdauernd, Schritt für Schritt, annähern.
Ich habe beim Sport große Freude am Laufen.

Sie haben prinzipiell zwei Möglichkeiten beim stärkenorientierten Arbeiten an Ihrem Ess- und Bewegungsverhalten. Entweder legen Sie Ihr Augenmerk auf Ihre Stärken, dann können Sie auf diesen aufbauen und dadurch verlieren Ihre Schwächen automatisch an Bedeutung, oder aber Sie konzentrieren sich auf Ihre Schwachpunkte:

Richten Sie zu großes Augenmerk auf Ihre Schwächen, werden diese dadurch oft sogar verstärkt, denn Ihr Unbewusstes konzentriert sich dann zu stark darauf. Wenn Sie zum Beispiel ständig denken: "Ich will nicht so viel essen!" hört Ihr Unbewusstes: "Ich will so viel essen!", denn Ihr Unbewusstes versteht keine Verneinung. Sie verstärken also den Effekt, den sie vermeiden wollen. Bemühen Sie sich daher um positive Formulierungen.

Ihre Aussagen sollen keine Wunschbilder, sondern konkrete, erreichbare Ziele in Form von Tatsachenaussagen sein.

Schreiben Sie alle unangenehmen Dinge auf, die zu Ihrer jetzigen Situation gehören.

Beginnen Sie wie folgt:

Beispiel:

„Ich werde sehr schnell müde.“

„Nach dem Essen habe ich häufig Sodbrennen.“

Nun formulieren Sie in Ziele um:

„Ich habe Energie und Ausdauer.“

„Nach dem Essen fühle ich mich wohl.“

Denken Sie bei diesen Formulierungen genau nach und nutzen Sie Ihre gesamte Vorstellungskraft, denn je lebendiger und realer Ihre Vorstellung ist, umso stärker wird Ihre Energie, die diesen unangenehmen Zustand verändern will.

Wie gesagt: Nicht Logik und Verstand, sondern Gefühle bestimmen unser Unbewusstes. Die Vernunft hilft uns beim Herausfinden und Festlegen unserer Ziele, aber **die Handlungsenergie entspringt den Gefühlen**.

Deshalb ist es auch so wichtig, sich möglichst konkrete, angenehme Vorstellungen zu machen und sich in diese „einzufühlen“.

4. 3. Imagination – das Arbeiten mit Bildern:

Hier ein Beispiel für eine realistische Vorstellung, die Gefühle hervorruft:

Süßigkeiten:

Sie bekommen davon unreine Haut. Stellen Sie sich vor: Sie stehen vor dem Spiegel. Es ist Freitagabend und Sie sind verabredet. Ihre Stirn glänzt fettig und ist von kleinen Mitessern übersät. Auf der Nasenspitze blüht ein Pickel. Sie fühlen sich hässlich, dick und unförmig. Sie blicken langsam an sich herunter und sehen: Es stimmt.

Nun die positive Vorstellung:

Sie stehen vor dem Spiegel. Es ist Freitagabend und Sie sind verabredet. Ihr Gesicht ist schlank, Ihr Teint strahlend. Sie fühlen sich schön, wohl und schlank. Sie blicken langsam an sich herunter und sehen: Es stimmt.

Sie haben nun ein negatives Bild gegen ein positives Bild ausgetauscht. Denken Sie ab jetzt häufig an dieses positive Bild und erfreuen Sie sich daran.

Blättern Sie jetzt bitte zu den Teilen „Durchführung – das Ziel kennen, den Weg genießen“ und „Bewegung“ und stellen Sie sich einen Wochenzielplan zusammen.

Montag: ______________________

Dienstag: ______________________

Mittwoch: ______________________

Donnerstag: ______________________

Freitag: ______________________

Samstag: ______________________

Sonntag: ______________________

Bewusst hervorgerufene positive Bilder können ungeahnte Kräfte unseres Unbewussten mobilisieren, denn unser Unbewusstes unterscheidet nicht zwischen realen und nur vorgestellten Bildern. Um ein Bild möglichst wirkungsvoll zu gestalten, ist das Wichtigste, eine möglichst vieldimensionale Vorstellung zu entwickeln. Nutzen Sie dabei so viele Sinne wie möglich: Sehen, Hören, Riechen, Schmecken, Tasten.
Sie haben sicher schon davon gehört, dass Sportler ihre Leistung steigern, indem sie sich vorstellen, wie sie ihre Leistung vollbringen. Dabei stellen sie sich jeden Bewegungsablauf und die dabei entstehenden Gefühle ganz detailliert und intensiv vor. Machen Sie es genau so!

5. Zielerreichung

Für die Umsetzung Ihrer Ziele eignet sich am besten schrittweises Vorgehen in Kombination mit einem Belohnungssystem. Wie Sie sich belohnen, steht Ihnen völlig frei - ein kurzer Mittagsschlaf, ein Saunabesuch, eine Massage - , wichtig ist nur, dass Sie sich wirklich etwas gönnen, was Ihnen Freude bereitet und Ihre Motivation fördert. Diese Belohnung für die Mühen der Veränderung entspricht dem zuvor erwähnten Lustprinzip des Unterbewussten. Sie können das Ganze aber auch einfach als Anreiz oder Verlockung betrachten.

5.1. Entspannung:

Ein anderer hilfreicher Faktor zur Umsetzung Ihrer Ziele ist Entspannung. Lernen Sie, sich mittels Körper- und Atemübungen systematisch zu entspannen. Körperliche **Entspannung** ist die ideale Ausgangsbasis um Neues zu lernen und um negative Bewusstseinsinhalte zu verlernen. Genauere Informationen dazu können Sie im Teil **Bewegung** nachlesen.

5.2. Erschaffen Sie Ihre Wirklichkeit:

Wir neigen dazu, unsere Gedanken über die Realität für die Realität selbst zu halten. Aber **die Wahrnehmung der Wirklichkeit ist subjektiv**. Dem einen schmeckt ein bestimmter Rotwein, dem anderen schmeckt derselbe Wein aus derselben Flasche nicht. „Der ist gut!", sagt der eine dann im Brustton der Überzeugung. „Stimmt ja gar nicht", sagt der andere. Wer hat da wohl recht? – eben keiner.

Auch wenn wir aus unseren Gedanken die Tatsache verdrängen, dass wir uns ungesund ernähren und zu wenig Bewegung machen, können wir die Konsequenzen von unserem Körper trotzdem nicht fernhalten.
Der Mensch hat sich unterschiedlichste Strategien zurecht gelegt, um etwas nicht wahrhaben zu müssen:
Er versucht das Problem herunterzuspielen oder überhaupt zu verleugnen – „Das ist nicht wichtig!" oder „Ich habe ja sonst keine Laster." Solche und ähnliche Strategien verhindern Veränderung.
Wir haben Ihnen im Folgenden typische Wahrnehmungsfallen beschrieben, damit Sie vermeiden können, genau in diese Fallen zu tappen.

6. Achtung: Fallen!

6. 1. Rationalisierungen:
„Ich kann mich nicht umstellen, es schmeckt so gut!"
Bedenken Sie bitte eines: **Geschmack ist Gewohnheitssache.** Geben Sie Ihrem Gaumen die Chance, sich umzugewöhnen. Das Resultat wird Sie verblüffen.

6. 2. Negative Wortwahl:
Eine negative Wortwahl bewirkt einen negativen Denkzugang.
Wenn Sie davon sprechen „Kilos zu verlieren", sollten Sie sich darüber klar sein, dass Ihr Unbewusstes sicherlich keinen VERLUST erleiden will. Wenn Sie hingegen sagen: „Sie werden leichter", klingt das angenehm und verlockend. Sie können sagen, Sie „beenden" eine Angewohnheit oder Sie sagen: „Ich schaffe Raum für Neues". Merken Sie, wie unterschiedlich diese beiden Denkzugänge klingen? Und so unterschiedlich wie sie klingen, werden sie sich auch auswirken.
Denken Sie also immer daran: **Sprache schafft Wirklichkeit!** Je nachdem, wie Sie Sachen benennen, wirkt sich das auf Ihren Lebensvollzug aus.
Unsere Worte prägen unsere Einstellungen, und unsere Einstellungen prägen unser Leben und somit die Ergebnisse und Ereignisse unseres Lebens.

6. 3. Sich selbst erfüllende Prophezeiung:

Wie wir schon zuvor besprochen haben: Wir erschaffen uns unsere Wirklichkeit selbst. Wenn Sie glauben, dass Sie scheitern werden, werden Sie scheitern. **Wenn Sie an Ihren Erfolg glauben, werden Sie Erfolg haben.** In zahlreichen Experimenten der Psychologie ist nachgewiesen worden, dass sich Prophezeiungen selbst erfüllen können. Je nachdem ob Sie an das Gelingen Ihrer Ernährungsumstellung glauben, wird sie sich dauerhaft durchführen lassen oder eben nicht.

Ob eine Veränderung unserer Lebensgewohnheiten uns leicht oder schwer fällt, hängt vor allem davon ab, worauf wir unser Augenmerk richten und wohin wir unsere Energie lenken.

6. 4. Mentale Blockaden:

Mentale Blockaden entstehen durch Assoziationen, Sorgen, Kummer, Reue, innere Widerstände und Werturteile. Sie haben es selbst in der Hand, mittels mentaler Arbeit Ihre Blockaden aufzulösen.

Da Sie selbst entscheiden, welche Gedanken Sie denken, haben Sie die Kontrolle über Ihr Schicksal und Ihre Entwicklung. Niemand anderer kann unsere Gedanken beeinflussen. Um Ihre Ernährung umzustellen, müssen Sie sich auf die richtige Ernährungsart konzentrieren.

Um glücklich zu sein, müssen Sie sich auf glückliche Gedanken konzentrieren, um Erfolg zu haben auf erfolgreiche Gedanken. Wie oft tun wir jedoch genau das Gegenteil? Wie oft ignorieren wir unsere Erfolge, beschäftigen uns noch Wochen später mit einem kleinen Missgeschick? Wenn Sie einem Misserfolg gestatten, Ihre Gedanken zu beschäftigen oder sogar auszufüllen, wird sich das auf Ihr Leben auswirken. Denken Sie daran. **Die Kontrolle über Ihr Denken liegt bei Ihnen.**

7. Techniken und Tipps

7. 1. Kosten-Nutzen-Rechnung:

Bei jeder Veränderung gibt es Dinge, die wir aufgeben müssen und es gibt Vorteile, die wir damit erwirken. Genauso ist es auch bei Ihrer Ernährungsumstellung.

Erstellen Sie bei Veränderungen prinzipiell eine persönliche Kosten–Nutzen–Rechnung:

Was wollen Sie verändern?

Schreiben Sie nun alle Nachteile und Verluste, die sich aus dieser Veränderung ergeben, auf:

Notieren Sie hier die Vorteile/den Gewinn aus dieser Veränderung:

Vergleichen Sie die Vor- und Nachteile, wägen Sie ab, welche Seite stärker zählt und treffen Sie Ihre Entscheidung. Formulieren Sie einen Zielsatz, damit Sie Ihre Entscheidung gleich in Handlung umsetzen können.

7. 2. Gedanklich neue Verknüpfungen herstellen:
Viele Lebensmittel sind seit unserer Kindheit in unseren Gedanken untrennbar miteinander verknüpft. Wer hat nicht von seinen Eltern gehört, wenn er Wurst alleine gegessen hat: „Nimm ein Brot dazu!" So sind Wurst und Brot, Fleisch und Reis in unserem Gedächtnis gemeinsam abgespeichert. Bemühen Sie sich bewusst darum, diese **Bilder** wieder zu **entkoppeln**. Alles, was wir **ge-lernt** haben, können wir auch wieder **verlernen**. Verlernen Sie die alten Muster und Zusammenhänge aus der Zeit Ihrer alten Essgewohnheiten. Koppeln Sie neue Eindrücke, neue Esszusammenstellungen. Wurst und Tomaten, Radieschen und Paprika, Fleisch und Salat ... Malen Sie sich die Bilder dazu so verlockend wie möglich aus, hängen Sie sich Fotos von richtig zusammengestelltem, leckerem Essen an den Kühlschrank, kochen und essen Sie diese Kombinationen und nehmen Sie den Geruch und Geschmack ganz bewusst wahr.

7. 3. Blickwinkel ändern:
Lenken Sie Ihren Blick weg von den Defiziten.
Die Grundregel ist: „Wir bewegen uns immer auf das zu, woran wir denken!" Wenn Sie nun an Dinge denken, die Sie nicht wollen, bewegen Sie sich auf diese zu.
Haben Sie sich jemals gesagt: „Ich bin nicht hungrig!" und dann prompt Hunger verspürt? Diese Grundregel soll Sie überdenken lassen, was Sie zu sich selbst und zu anderen sagen. Egal ob Sie zu sich selbst oder mit anderen sprechen: Versuchen Sie immer **ein Bild vom gewünschten Resultat** zu wecken. Positives Denken ist deshalb wirksam, weil

Menschen sich dabei mit dem beschäftigen, was sie erreichen wollen. Sie bewegen sich also unweigerlich auf ihr Ziel zu. Richten Sie Ihre Gedanken immer auf das, was Sie sich wünschen. Halten Sie sich immer Ihr Wunschbild vor Augen, nicht Ihren gegenwärtigen Zustand, dann werden Sie sich unweigerlich in Richtung Ihrer positiven Gedanken und Vorstellungen bewegen.

7. 4. Etwas ist besser als nichts:

Gehen Sie den Weg der kleinen Schritte. Zerlegen Sie Ihre Ziele in **Teilziele**. Der Vorteil dabei ist: Sie sehen immer den nächsten Schritt, der direkt vor Ihnen liegt, und Sie haben viele Erfolgserlebnisse. Das bewirkt, dass Ihnen „unterwegs" nicht der Atem ausgeht.

7. 5. Essen als Belohnung:

Wenn Sie das Gefühl haben, nicht genügend Aufmerksamkeit oder Zuwendung zu bekommen, kann es sein, dass Sie versuchen, sich selbst mittels Schokolade oder anderer zucker- oder mehlhaltiger Lebensmittel zu belohnen. „Sich etwas gönnen" heißt das im Volksmund und wird liebevoll belächelt. Sie wissen aber nun, dass Sie sich mit Nahrungszufuhr dieser Art nicht selbst belohnen, sondern in Wirklichkeit selbst bestrafen. Dies sind nicht nur wertlose Kohlenhydrate, sondern sie schaden Ihrem Körper auch damit. **Belohnen Sie sich unbedingt** – aber auf andere Art! Gehen Sie ins Kino, treffen Sie eine/n Freund/in, essen Sie einen stoffwechselgerechten Snack – dies aber nur, wenn Sie wirklich hungrig sind.

7. 6. Erfolgsmomente auskosten:

Machen Sie sich immer wieder Ihre **Erfolge** bewusst, **genießen** Sie diese und belohnen Sie sich auch dafür.

Setzen Sie sich Etappenziele (Schritt für Schritt zum Ziel). Definieren Sie jeden kleinsten Schritt in die richtige Richtung als Erfolg. So bleiben Sie motiviert.

7. 7. Der Reiz des Neuen:

Haben Sie auch schon unzählige Male eine neue Diät versucht, ein Turnprogramm begonnen oder sonst einen guten Vorsatz eine Zeit lang in die Tat umgesetzt, aber nicht durchgehalten? Dann ist Ihr Unbewusstes zuerst dem Reiz des Neuen erlegen und sobald dieser Reiz weg war, ist das „Faulheits- oder menschliche Trägheitsprinzip“ eingetreten. Es ist schwierig an Veränderungen so lange festzuhalten, bis sie sich als neue Gewohnheiten und Verhaltensmuster manifestiert haben. Als Faustregel gilt:

Ein Monat ist die Zeitspanne, die unbedingt mit Konsequenz und Energie lückenlos durchgehalten werden muss, damit eine Manifestation stattfindet.

Das ist eine überschaubare Zeit, machen Sie sich also Schritt für Schritt auf den Weg!
Ein weiterer wesentlicher Faktor, der Ihre Ernährungsumstellung trägt und stützt, ist Ihr seelisches Wohlbefinden. Vorsätze lassen sich einfach leichter in die Tat umsetzen, wenn wir ruhig und entspannt sind. Das ist aber natürlich nicht immer der Fall und nicht immer möglich. Wir stellen Ihnen im folgenden eine Visualisierungs- und eine Atemübung zur Verfügung, die Sie immer dann anwenden können, wenn Sie sich ärgern, unter Druck stehen oder wenn ein unstillbares Verlangen nach Süßem auftaucht. Diese Übungen sind in etwa so anwendbar, wie der berühmte Hinweis: „Zuerst bis zehn zählen, dann reagieren.“

Visualisierungsübung
Schließen Sie Ihre Augen. Entspannen Sie sich, indem Sie versuchen, ganz bewusst in den Bauchraum zu atmen. Konzentrieren Sie sich völlig auf Ihren Körper und Ihren Atemstrom. Nach wenigen Minuten werden Sie sich wohl und entspannt fühlen.
Malen Sie sich nun eine Situation in allen Einzelheiten aus. Nehmen Sie als Beispiel ein Essen, das anders zusammengestellt ist, als Sie es gewohnt sind: z. B. Lachs mit Brokkoli und Sahnesauce.
Stellen Sie sich dabei ganz genau vor, wie gut das schmecken wird und wie gut Sie sich fühlen werden, wenn Sie sich nach dem Essen nicht voll und angestopft, sondern leicht und energiegeladen fühlen. Malen Sie sich diese Situation so konkret wie irgend möglich aus, spüren Sie das Gefühl, riechen Sie den Geruch, erfreuen Sie sich am leckeren Anblick, lassen Sie

sich den Geschmack auf der Zunge zergehen. Wann immer Sie sich Durchhalteenergie und Antriebskraft holen wollen, machen Sie diese Visualisierungsübung.
Auch die Konzentration auf Ihren Atem kann sehr hilfreich sein:

Atemübung
Die Atmung, die Ihnen innere Ruhe und Wohlbefinden bringt, ist die Bauchatmung! In Bauchatmung versetzen Sie sich, indem Sie durch die Nase atmen.
Die Vorteile der Bauchatmung, die ja jedes Baby ganz natürlich einsetzt, sind: Sie entspannen sich, und Ihr Körper sowie Ihr Geist werden ruhiger. Beachten Sie beim Atmen immer den natürlichen Atemrhythmus. Der natürliche Atemrhythmus besteht aus einem 3er Takt:
Einatmen - Ausatmen - Atempause.
Menschen, die unter Stress stehen, lassen oft den dritten Takt, die Atempause, weg. Das Ergebnis davon ist, dass es zu einer Verspannung kommt, der Stress steigt. Durch bewusstes Einhalten der Atempause kehren Kraft und Ruhe zurück. In diesem Zustand fällt es Ihnen wieder leicht, Ruhe zu bewahren und Ihre Vorsätze einzuhalten.

Wenn das noch nicht ausreicht, können Sie Ihre Atemübung intensivieren: Setzen oder legen Sie sich entspannt hin. Lassen Sie Ihre Hände locker auf Ihrer Bauchdecke ruhen. Versuchen Sie nun ganz bewusst in Ihren Bauch zu atmen und spüren Sie hin, wie sich die Hände auf Ihrer Bauchdecke heben und senken. Beachten Sie dabei wieder unbedingt Ihren natürlichen Atemrhythmus: Einatmen - Ausatmen - Atempause. Konzentrieren Sie sich vor allem auf das Ausatmen und die Atempause, das Einatmen funktioniert ganz von selbst.

Bauen Sie diese Musterübungen nach Belieben aus. Sie können sich zusätzliche Anregungen und Übungen vom Autogenen Training, Taiji und Qigong dazunehmen.

Weitere Unterstützung auf Ihrem Weg in ein schlankes und gesundes Leben erhalten Sie im Seminar „Essen Sie sich schlank! Strategien zur Ernährungsumstellung". Informationen dazu finden Sie auf Seite 212!

BEWEGUNG

Warum ist Bewegung für alle Menschen wichtig? Und warum besonders für übergewichtige Menschen?

Dafür gibt es mehre Gründe:

- Bewegung verbraucht Energie, dadurch wird die Ablagerung von überschüssiger Energie als Fett vermieden.

- Regelmäßige Bewegung verbessert die Fitness. Körperliche Fitness trägt wesentlich zum Wohlbefinden bei. Fit sein bedeutet, dass Sie nach einem Arbeitstag noch Energie übrig haben.

- Entsprechende Bewegung nach der Arbeit macht vieles im Leben leichter. Mit einer gestärkten Muskulatur fühlen Sie sich besser.

- Ausdauer- und Muskeltraining helfen aber auch bei der Gewichtsreduktion und beim Erhalten eines einmal erreichten Gewichtes.

- Ausdauer- und Muskeltraining erhalten und verbessern Ihre Beweglichkeit und damit Ihre Lebensqualität.

- Gut trainierte Muskulatur schützt Gelenke und Wirbelsäule, d. h. Bewegung hilft Ihnen auch dabei, Gelenks- und Wirbelsäulenschäden zu vermeiden.

Zwei ganz wesentliche Effekte von Bewegung im Hinblick auf Übergewicht sind aber:

- **Regelmäßige Bewegung vermindert die Insulinresistenz.**

- Bewegung mit der richtigen Pulsfrequenz (siehe unten) erleichtert dem Körper die Umstellung auf Fettverbrennung.

Was genau passiert in Ihrem Körper bei Bewegung?

Ihr Körper muss die mit der Nahrung zugeführten Kalorien in irgendeiner Form verwerten. Wie Sie bereits wissen, wird eine größere Menge an Energie (=Kalorien) für die Grundfunktionen des Körpers verbraucht. Diese Energiemenge wird als Grundumsatz bezeichnet. Die dem Körper darüber hinaus zugeführte Menge an Kalorien muss ebenfalls verbraucht werden, sonst hat der Körper nur die Möglichkeit, sie als Fett abzulagern. Verbraucht werden kann die verbleibende Energie zum Teil durch Umwandlung in Wärme, die dann vom Körper nach außen abgeführt wird, doch diese Möglichkeit ist begrenzt. Weiters kann Energie durch Muskelarbeit verbraucht werden. Neben dem Gehirn ist unsere Muskulatur das „Organ", das am meisten Energie verbraucht. Und hier gilt: Je mehr Muskulatur vorhanden ist, desto mehr Energie wird verbraucht. Die Muskulatur verbraucht schon im Ruhezustand ein gewisses Maß an Energie. Viel mehr Energie verbraucht sie jedoch, wenn sie gefordert wird, also bei Bewegung.

Muskelarbeit bewirkt somit einen höheren Energieverbrauch und damit auch einen höheren Fettverbrauch.

Eine trainierte Muskulatur verbraucht aber nicht nur mehr Kalorien, sondern sie ist auch ein guter Schutz für Ihre Gelenke und Ihre Wirbelsäule, denn die Muskulatur bildet einen „Muskelpanzer" um jedes Gelenk, stabilisiert es, und verhindert so Verletzungen und Verschleiß. Das gleiche gilt für die Wirbelsäule: Eine gut ausgebildete Rücken- und Bauchmuskulatur ist der beste Schutz vor Abnützung und Bandscheibenleiden, denn sie stützt die Wirbelsäule wie ein elastischer Panzer. Sehr häufig sind „Kreuzschmerzen" durch eine Überlastung der zu schwachen Rücken- und Bauchmuskulatur bedingt – diese reagiert mit Verspannung und Schmerzen. Bei Übergewicht treten Überlastungserscheinungen klarerweise noch leichter und häufiger auf.

Regelmäßiges Training vermindert aber auch die Insulinresistenz und beeinflusst damit auch den Blutdruck, die Blutfette und die Blutgerinnung in günstiger Weise.

„Wer rastet, der rostet", dieser alte Spruch hat nach wie vor Gültigkeit. Regelmäßiges Training verbessert bzw. erhält die Beweglichkeit – ein Faktor, der mit zunehmendem Alter immer mehr an Bedeutung gewinnt.

Training im Ausdauerbereich wirkt sich zudem positiv auf das Herz-Kreislauf-System aus.
Bewegung tut Ihnen also in vielerlei Hinsicht gut. Wenn Sie sich entschließen, Bewegung zu machen, ist es optimal, wenn Ihr Bewegungsprogramm aus folgenden zwei Komponenten besteht:

1. aus Bewegung im Ausdauerbereich

und

2. aus Muskeltraining

Wie schon oben beschrieben, hat Bewegung im Ausdauerbereich viele positive Effekte und unterstützt eine Gewichtsreduktion sehr wirkungsvoll. Sie bewirkt aber mit Sicherheit auch, dass Sie sich körperlich und psychisch besser fühlen werden.
Es geht nicht darum, dass Sie jetzt ein anstrengendes und schweißtreibendes, tägliches Programm absolvieren sollen. Bewegung soll Ihnen Spaß machen und angenehm sein. Dazu müssen Sie die Trainingsintensität Ihren momentanen Fähigkeiten anpassen.

Wenn Sie übergewichtig sind, sind für Ihr Ausdauertraining am Besten Gehen und Schwimmen, aber auch Radfahren, am besten am Heimfahrrad, geeignet.

Andere Ausdauersportarten wie z. B. Laufen, aber auch Sportarten wie Tennis etc. belasten die Gelenke, vor allem bei Menschen mit höherem Gewicht. Gehen ist auch deshalb besonders geeignet, weil Sie dafür keine spezielle Ausrüstung brauchen und es überall durchführen können.
Was Sie erreichen sollen, ist, Ihre Muskeln zu bewegen und Ihren Kreislauf in Schwung zu bringen.
Beginnen Sie damit, dass Sie Wegstrecken, für die Sie früher das Auto benützt haben, zu Fuß zurücklegen, benützen Sie die Stiege, anstatt den Lift zu nehmen – aber wählen Sie dabei das Tempo so, dass Sie nicht außer Atem kommen.
Um das Training effektiver zu gestalten, ist es gut, wenn Sie es auf einen längeren Zeitraum ausdehnen und - ganz wesentlich - dabei mit Ihrer Pulsfrequenz in einem optimalen Bereich bleiben.

Wählen Sie die Bewegungsintensität so, dass Ihr Puls innerhalb einer bestimmten Frequenz bleibt, denn abhängig von der Höhe der Pulsfrequenz verbrennt Ihr Körper entweder Fett oder Glykogen: Bei relativ niedriger Frequenz wird Fett verbrannt, bei hoher Frequenz dagegen Glykogen. Um Gewicht abzubauen, müssen Sie die Fettverbrennungsfrequenz wählen. Diese lässt sich aus einer einfachen Formel berechnen: Ziehen Sie von der Zahl 170 die Zahl Ihres Alters ab, d. h. PF = 170 – Alter. Wenn Sie also 40 Jahre jung sind, so liegt die für Sie geeignete Pulsfrequenz bei etwa 130 Schlägen pro Minute. Der optimale Bereich liegt dann zwischen 120 und 135 Schlägen pro Minute. Sie können Ihre Pulsfrequenz messen, indem Sie den Puls am Handgelenk oder am Hals tasten und eine Minute lang abzählen; einfacher und zweckmäßiger ist ein Pulsmessgerät, das es in Sportgeschäften zu kaufen gibt. Sie brauchen für Ihre Zwecke nur ein einfaches Modell, welches schon um relativ wenig Geld erhältlich ist.

Zum Beginnen sollten Sie eine Bewegungsart wählen, die leicht durchführbar ist und die Gelenke schont (wenn Sie Übergewicht haben, ist dies besonders wichtig). Am besten geeignet dafür sind, wie schon gesagt, Gehen und Radfahren am Ergometer.
Beim Gehen ist das Einzige, worauf Sie achten müssen, das Tempo so zu wählen, dass die passende Pulsfrequenz erreicht und gehalten wird. Bei diesem Tempo sollten Sie nie außer Atem kommen! Es ist also ganz einfach.
Wir haben zuvor erwähnt, dass sich auch Radfahren am Ergometer sehr gut eignet, um Bewegung durchzuführen: Ein Ergometer ist ein Heimfahrrad, bei dem Sie den Tret-Widerstand verändern können. Wählen Sie den Widerstand so, dass Sie innerhalb Ihrer optimalen Pulsfrequenz bleiben.

Um einen optimalen Trainingseffekt zu erzielen, ist es gut, wenn Sie **möglichst oft** Bewegung machen. Die Dauer soll **zumindest 20 Minuten** betragen, erst ab dieser Zeit beginnt sich der Trainingseffekt hinsichtlich Fettverbrennung und Kreislauftraining auszuwirken. Noch besser ist eine Stunde oder auch mehr. Wenn das für Sie nicht in Frage kommt, so gilt der Grundsatz: **Wenig ist besser als gar nichts!**

Versuchen Sie es: Sie werden feststellen, wie gut diese Art der Bewegung für Sie ist, denn Sie werden anschließend nicht erschöpft sein. Die Beachtung der richtigen Pulszahl gewährleistet nicht nur eine günstige Beeinflussung des Stoffwechsels, sondern auch, dass Sie innerhalb Ihrer Grenzen bleiben und sich nicht überanstrengen.

Durch das Gehen oder Radfahren tun Sie gleichzeitig auch etwas für Ihre Gelenke und Ihre Wirbelsäule. Dazu eine wichtige Information: Der Gelenksknorpel ist für die Gesundheit Ihrer Gelenke ganz entscheidend. Wird er beschädigt, so entsteht eine Gelenksabnützung, die so genannte Arthrose.
Nun wird der Gelenksknorpel – und das ist der entscheidende Punkt – nicht über Blutgefäße ernährt, wie die meisten anderen Gewebe im menschlichen Körper, sondern der Knorpel nimmt Flüssigkeit und Nährstoffe direkt aus dem Gelenk auf, und zwar aus der Gelenksflüssigkeit. Diese Flüssigkeit wird von der Gelenksinnenhaut erzeugt – und zwar bei Bewegung. Zusätzlich wird der Knorpel bei Belastung etwas zusammengedrückt, und wenn er sich wieder ausdehnt, saugt er die Gelenksflüssigkeit auf wie ein Schwamm. Das bedeutet: Je weniger Bewegung Sie machen, desto weniger Gelenksflüssigkeit wird erzeugt und vom Knorpel aufgenommen. Der Knorpel trocknet aus, wird brüchig, und damit sind die Voraussetzungen für die Entstehung einer Arthrose gegeben.
Für die Bandscheiben gilt das gleiche: Auch sie nehmen Flüssigkeit und Nährstoffe aus der Umgebung auf, indem sie bei Bewegung zusammengedrückt werden, sich wieder ausdehnen und dabei Flüssigkeit aufsaugen. Bewegungsmangel und besonders eine sitzende Tätigkeit, sind daher Gift für die Bandscheiben: Sie trocknen aus, werden brüchig und rissig, Wirbelsäulenschäden und Bandscheibenvorfälle entstehen.

Weitere Möglichkeiten einer gesunden Ausdauerbewegung sind Laufen, Bergwandern, Langlaufen, und Rudern, z. B. an einer Rudermaschine.

Ausdauerbewegung ist also die eine Säule des Bewegungsprogramms. Die zweite Säule ist **Muskeltraining**.

Warum ist es wichtig, über eine möglichst gut trainierte Muskulatur zu verfügen?

Dafür gibt es mehrere Gründe:
Eine gute Muskulatur erhält die **Beweglichkeit**. Ein Faktor, der mit zunehmendem Alter eine immer bedeutendere Rolle spielt. Muskeln verbrauchen Energie, egal, ob diese nun aus Fett oder Glukose kommt. Je mehr Muskulatur, desto mehr Kalorien werden verbraucht – nicht nur bei Bewegung, sondern auch im Ruhezustand. Wenn Sie über mehr Muskulatur verfügen, ist also auch Ihr Grundumsatz höher – ein Umstand, der für die Erhaltung des Gewichts eine Rolle spielt.
Die Muskulatur schützt Ihre Gelenke und Ihre Wirbelsäule, indem sie diese wie ein fester Mantel umgibt. Kreuzschmerzen entstehen häufig einfach dadurch, dass Rücken- und Bauchmuskulatur zu schwach und dadurch überlastet sind und mit Verspannung reagieren.

Mit zunehmendem Alter verliert der Mensch Muskulatur - zum Teil durch Bewegungsmangel: Was nicht gebraucht wird, wird zurückgebildet. Ein gutes Beispiel dafür ist die Situation, wenn ein Bein eingegipst wird: Innerhalb kurzer Zeit ist die Muskulatur des ruhig gestellten Beines stark vermindert. Genau das geschieht aber auch durch falsche Diäten: Wenn Sie schon eine oder mehrere Hungerkuren hinter sich haben, so haben Sie bei diesen sehr wahrscheinlich einen Teil Ihrer Muskulatur eingebüßt, denn - wie Sie bereits wissen - wird bei solchen Hungerkuren viel Muskulatur abgebaut.

Es ist daher aus all diesen Gründen sinnvoll, auch ein Muskeltraining durchzuführen. Am besten eignet sich dafür ein Fitnessstudio, denn dort finden Sie alle notwendigen Geräte und erhalten auch eine Anleitung. Besonders für Anfänger ist eine Anleitung wichtig, um die Bewegungen richtig durchzuführen und Verletzungen zu vermeiden.

Achtung bei Bluthochdruck: Wenn Sie an hohem Bluthochdruck leiden, sollten Sie Muskeltraining mit höherem Gewicht/Widerstand erst durchführen, wenn sich Ihr Blutdruck weitgehend normalisiert hat.

Muskeltraining ist auch für Frauen wichtig! Manchmal werden von Frauen Bedenken geäußert, sie könnten durch Muskeltraining zu viel Muskeln bekommen und dadurch zu „männlich" wirken. Wir können Sie, liebe Leserin, beruhigen. Frauen bauen Muskeln viel schwerer auf als Männer, so dass für Sie diesbezüglich keine Gefahr besteht, wenn Sie nicht plötzlich Tag und Nacht trainieren.

Um Ihnen Lust auf Kochversuche und neue Rezepte zu machen, haben wir auf den folgenden Seiten einige Rezeptvorschläge für Sie.

REZEPTE

Die Rezepte sind von der Mengenangabe her jeweils für 2 Personen gedacht.

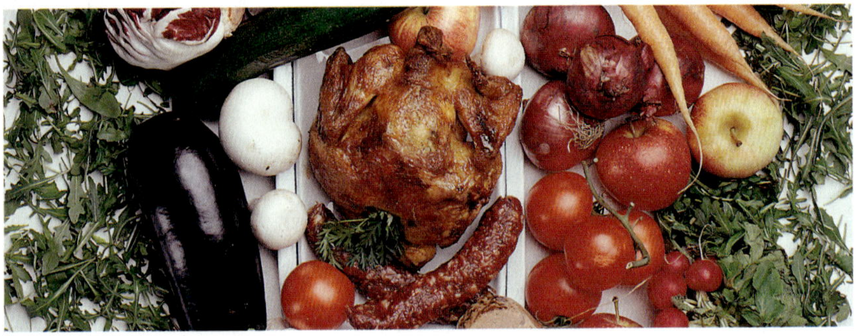

Vorspeisen/Salate

Meeresfrüchtesalat

Zutaten: 250 g ausgelöste Muscheln, 150 g kleine Tintenfische oder 150 g geschälte Garnelen, 3 EL Olivenöl, 50 g Oliven ohne Kerne, 1 EL Essig, 1 EL trockener Sherry, Salz, 1 Knoblauchzehe, frische Dille, Pfeffer, Petersilie

Zubereitung: Die Tintenfische bzw. die Garnelen in kleine Stücke schneiden. Olivenöl in einer Pfanne erhitzen und die Meeresfrüchte kurz anbraten und 3 Minuten weiterbraten. Die Oliven klein schneiden und zu den Meeresfrüchten mischen. Für die Sauce den Essig mit Sherry verrühren, das restliche Olivenöl, Salz und Pfeffer zugeben und gut mischen. Den Knoblauch schälen und durchpressen. Die gehackten Kräuter zugeben. Alles verrühren und über den Salat geben. Etwas ziehen lassen.

Leber auf Blattsalat

Zutaten: 1 kleiner Eisbergsalat oder 200 g Rucola, 2 El Balsamicoessig, 2 EL Rapsöl, Salz, Pfeffer, 2 Scheiben Kalbsleber (á 100 g), 2 hart gekochte Eier, 2 EL Butter

Zubereitung: Den Salat waschen, putzen und auf Teller verteilen. Für die Salatsauce Essig, Öl, Salz und Pfeffer gut mischen. Die Leber in Butter auf jeder Seite ca. 3 bis 4 Minuten braten. Die Leber erst nach dem Braten mit Salz und Pfeffer würzen, da sie sonst hart wird. Die Salatsauce über die Salatblätter verteilen. Die Leber in Streifen schneiden, auf dem Salat

anrichten und den Salat mit den harten Eiern garnieren.
Dasselbe Rezept schmeckt auch mit Putenstreifen anstelle der Leber sehr gut!

Jakobsmuscheln auf Kräutersalat

Zutaten: 6 Jakobsmuscheln, 1 Bund Dille, 200 g italienische Kräuter, Saft von 1 Zitrone, 2 El Essig, 2 EL Suppe, 2 TL Senf, 2 Knoblauchzehen, 5 EL Rapsöl, Salz, Pfeffer

Zubereitung: Die Dille waschen und von den Stielen zupfen. Die Jakobsmuscheln mit dem Zitronensaft beträufeln. Für die Marinade den Essig, Suppe und Senf in einer Schüssel verrühren. Den Knoblauch schälen und 1 Zehe in die Marinade pressen. Das Rapsöl nach und nach unterrühren. Mit Salz und Pfeffer abschmecken, die Kräuter zugeben. Etwas Öl in der Pfanne erhitzen. Die Jakobsmuscheln darin etwa 5 Minuten unter Wenden goldgelb braten. Die zweite Knoblauchzehe durch die Presse drücken und dazugeben. Die Muscheln quer halbieren und mit Salz und Pfeffer würzen. Den Salat mit der Marinade mischen, auf Teller verteilen und die Jakobsmuscheln darauf anrichten.

Chicoréesalat mit Käse

Zutaten: 1 Chicoréesalat, 1 Orange (oder Grapefruit rosé), 100 g Gouda, 2 EL Zitronensaft, etwas flüssiger Süßstoff, 1 EL Senf, Salz, Pfeffer, 3 EL Rapsöl

Zubereitung: Den Salat waschen, der Länge nach halbieren, den bitteren Strunk entfernen. Die Blätter in Streifen schneiden. Die Orange oder Grapefruit schälen, enthäuten und in Stücke schneiden. Den Käse in kleine Würfel schneiden. Zitronensaft, Süßstoff, Senf, Salz und Pfeffer gut verrühren, nach und nach das Öl unterschlagen. Alle Zutaten vorsichtig mischen und auf Tellern anrichten.

Thunfisch auf Spinatbett

Zutaten: 1 Dose Thunfisch im eigenen Saft, 150 g Blattspinat, 1/2 Orange, 1 Schalotte, 1 EL Rotweinessig, Saft von 1 Zitrone, Salz, Pfeffer, 3 EL Olivenöl

Zubereitung: Den Thunfisch abtropfen lassen. Die Orange schälen, enthäuten und klein schneiden, den Saft auffangen. Die Schalotte fein hacken und mit Essig, Zitronensaft, Salz, Pfeffer, Orangensaft und Öl gut mischen. Den Spinat mit den Orangenstücken mischen und auf Tellern anrichten. Den Thunfisch in kleine Stücke zupfen und drüberstreuen. Zum Schluss das Dressing drübergießen.

Lachsroulade

Zutaten: 200 g gebeizter Lachs (in dünne Scheiben geschnitten), 200 g Crème fraîche, Saft ¼ Zitrone, 1 El Pernod, 1 Blatt Gelatine, 1 Bund Schnittlauch, 30 g geschlagener Schlagobers, Salz, weißer Pfeffer

Zubereitung: Lachsscheiben in Rechtecke schneiden und auf Klarsichtfolie aufbreiten (erleichtert das Einrollen der Roulade). Die verbleibenden Stücke fein würfeln. Crème fraîche mit Salz, Pfeffer und Zitronensaft abschmecken. Pernod etwas erhitzen und die eingeweichte und ausgedrückte Gelatine und die Crème fraîche einrühren. Lachswürfel, fein geschnittenen Schnittlauch und den geschlagenen Schlagobers vorsichtig unterheben. Die Masse auf die Lachsrechtecke streichen. Vorsichtig aufrollen, in Alufolie einwickeln und kalt stellen. Nach 2 Stunden die beiden Folien entfernen und die Rouladen schräg in 2 cm dicke Scheiben schneiden. Als Vorspeise zu gemischtem Blattsalat servieren.

Serranoschinken mit Essigmelone

Zutaten: 150 g geschnittener Serranoschinken, 1 Zucker- oder Honigmelone, 2 EL Obstessig (z. B. Himbeeressig)

Zubereitung: Melone schälen, entkernen und kleinwürfelig schneiden. Melonenwürfel mit dem Essig vermischen, kurz durchziehen lassen. Schinkenscheiben auflegen, mit einigen Melonenwürfeln belegen und einrollen. Auf Tellern mit Blattsalat anrichten.

Eiersalat mit Spinat und Curry

Zutaten: 4 hart gekochte Eier, 100 g junger Spinat, 2 EL Mayonnaise, mildes Currypulver, 2 EL Sauerrahm, 1 Spritzer Zitronensaft

Zubereitung: Gekochte Eier schälen und in Scheiben schneiden. Mayonnaise mit Currypulver, Sauerrahm und Zitronensaft verrühren. Eier und Spinat damit marinieren. In einer Schüssel anrichten, sofort servieren.

Pikanter Schinkensalat

Zutaten: 150 g gekochter Schinken, 150 g Champignons, 1 Mango, 1 EL Estragonessig, 2 EL Olivenöl, 1 Spritzer Süßstoff, Salz, Pfeffer, Schnittlauch

Zubereitung: Schinken in Scheiben schneiden. Champignons putzen und feinblättrig schneiden. Mango schälen, entkernen und in Spalten schneiden. In einer Schüssel Schinken, Champignons und Mango mit Essig, Öl, Süßstoff, Salz und Pfeffer vermischen. 20 Minuten durchziehen lassen, mit Schnittlauch anrichten.

Gefüllte Eier

Zutaten: 4 hart gekochte Eier, 2 EL Creme fraîche, 2 EL Frischkäse (Gervais), Salz, Pfeffer, Zitronensaft, 1 EL fein gehackte Kräuter (Schnittlauch, Petersilie), Kapern

Zubereitung: Gekochte Eier schälen, der Länge nach halbieren. Dotter herausnehmen und passieren, mit Creme fraîche, Gervais, Gewürzen und Kräutern vermischen. Die Masse in einen Dressiersack geben, die Eihälften damit füllen.

Lachsterrine

Zutaten: 100 g Sauerrahm, 1 TL fein gehackte Dille, 2 Blatt Gelatine, Saft ¼ Zitrone, 50 g geschlagenen Schlagobers, 150 g geräucherter Lachs (in Scheiben), Salz, Pfeffer

Zubereitung: Den Sauerrahm in einer Schüssel glatt rühren. Mit Salz, Pfeffer und Dille abschmecken. Die eingeweichte Gelatine in Zitronensaft erhitzen und auflösen, in die Masse einrühren und den geschlagenen Schlagobers vorsichtig unterheben. Eine Auflaufform mit Klarsichtfolie auskleiden und mit den Lachsscheiben so auslegen, dass diese etwa 5 cm über den Terrinenrand hinausragen. Jeweils im Wechsel eine Schicht Sauerrahmcreme und geräucherte Lachsscheiben hineingeben, bis die Terrine gefüllt ist. Mindestens 3 Stunden kalt stellen. Vor dem Servieren die Terrine stürzen, Klarsichtfolie abziehen und die Terrine mit einem sehr dünnen, scharfen Messer in 2 cm dicke Scheiben schneiden.

Verlorene Eier auf Gemüse

Zutaten: 2 Eier, 1 Schuss Weinessig, je 1 gelber, roter und grüner Paprika, 1 Zucchini, 1 kleine Zwiebel, 1 kleine Melanzani, Rapsöl, etwas gehackter Rosmarin und Thymian, Salz, Pfeffer, 1 Spritzer Balsamicoessig

Zubereitung: Paprika vom Kerngehäuse befreien und in größere Stücke schneiden. Zucchini in Scheiben schneiden. Zwiebel schälen und in größere Scheiben schneiden. Das Gemüse in Rapsöl anbraten, salzen, pfeffern, mit Rosmarin und Thymian würzen. Mit einem Spritzer Essig abschmecken, einige Stunden bei Zimmertemperatur durchziehen lassen. Für die verlorenen (= pochierten) Eier Wasser zum Sieden bringen, Weinessig beigeben. Die Eier einzeln in eine Tasse aufschlagen, vorsichtig in das schwach wallende Essigwasser, gleiten lassen. Bei kleiner Hitze etwa 3 Minuten gar ziehen lassen. Danach Eier herausnehmen (der Dotter sollte noch leicht flüssig sein). Die Eier auf dem marinierten Gemüse anrichten.

Carpaccio von Butterfisch und Lachsforelle

Zutaten: 100 g Lachsforellenfilet, 100 g Butterfischfilet, Meersalz, frisch gemahlener Pfeffer, Saft von ½ Zitrone, 2 EL Rapsöl

Zubereitung: Die Hälfte vom Rapsöl auf 2 gekühlte Teller streichen. Salzen, mit etwas gemahlenem Pfeffer bestreuen und mit Zitronensaft beträufeln. Die vorgefrorenen Fischfilets in 2 mm dünne Scheiben schneiden. Die Fischscheiben auf den vorbereiteten Tellern anrichten und mit dem restlichen Rapsöl bestreichen. Mit Meersalz und Pfeffer würzen.
Dazu: Ruccolasalat.

Thunfischkäsetopf

Zutaten: 100 g Frischkäse, 45 g Topfen, 60 g Schlagobers, Saft ¼ Zitrone, 70 g Thunfisch, 5 g frisch geriebener Kren, Salz, weißer Pfeffer

Zubereitung: Frischkäse, Magertopfen und Schlagobers verrühren und mit Salz, Pfeffer und Zitronensaft abschmecken. Den zerkleinerten Thunfisch unter den Frischkäse heben.

Kleine Gerichte

Schwammerlomelette

Zutaten: 6 Eier, Salz, Pfeffer, ca. 2 EL Schlagobers, 100 g Schwammerl (z. B. Champignons oder Austernpilze), 1 EL fein geschnittene Kräuter (Estragon, Petersilie, Schnittlauch), 2 EL Butter

Zubereitung: Eier portionsweise mit Schlagobers, Salz und Pfeffer verrühren. In einer beschichteten Pfanne pro Portion 1 EL Butter aufschäumen lassen. Klein geschnittene Schwammerl kurz darin durchschwenken. Verrührte Eier eingießen, Kräuter dazugeben und wieder umrühren. Die Eimasse soll noch leicht glasig sein. Omelettes anrichten.

Eierspeise mit Jungzwiebeln und Petersilie

Zutaten: 4 Eier, Salz, Pfeffer, 1 Bund Jungzwiebeln, 2 EL Butter, 1 EL gehackte Petersilie

Zubereitung: Jungzwiebeln in Scheiben schneiden. In einer Pfanne Butter aufschäumen. Eier, Salz, Pfeffer und Jungzwiebeln zugeben und kurz durchrühren. Eier stocken lassen, die Masse darf nicht zu fest werden. Mit Petersilie bestreuen.

Rohschinken mit Löwenzahnsalat

Zutaten: 200 g dünn geschnittener Rohschinken (am besten Schwarzwälder Schinken), 200 g Löwenzahn, 1 EL Balsamico-essig/Weinessig, Knoblauchöl, Salz, Pfeffer

Zubereitung: Rohschinken anrichten und mit etwas Knoblauchöl beträufeln. Löwenzahn mit Essig, 1 EL Knoblauchöl, Salz und Pfeffer marinieren. Den Schinken mit dem Löwenzahnsalat servieren.

Geschichtete Auberginen

Zutaten: 2 kleine Auberginen, 3 EL Olivenöl, Salz, Pfeffer, 2 - 3 mittelgroße Fleischtomaten, 1 Kugel Mozzarella (125g), 2 EL Pesto

Zubereitung: Die Auberginen quer in Scheiben schneiden. 3 EL Olivenöl in einer großen Pfanne erhitzen und die Auberginenscheiben darin etwa 5 Minuten von beiden Seiten anbraten. Mit Salz und Pfeffer würzen. Den Backofen auf 200° vorheizen. Die Fleischtomaten waschen und quer in Scheiben schneiden. Die Mozzarellakugeln ebenfalls in Scheiben schneiden. Eine Auflaufform mit 1 EL Olivenöl auspinseln, 4 große Auberginenscheiben hineinlegen und mit etwas Pesto bestreichen. Darauf je eine Tomaten- und Mozzarellascheibe legen, dabei mit Salz und Pfeffer würzen. Wieder mit einer Auberginenscheibe bedecken und etwas Pesto darauf verteilen. So fortfahren, bis alle Zutaten aufgebraucht sind. Jedes Türmchen mit etwas Olivenöl beträufeln. Im vorgeheizten Backofen (Heißluft 180°) etwa 10 Minuten gratinieren, bis der Käse zu schmelzen beginnt. Sofort servieren.

Rührei mit Lachs und Schnittlauch

Zutaten: 4 Eier, 1 EL Butter, Salz, Pfeffer, 2 EL Schlagobers, 1 EL fein geschnittener Schnittlauch, 4 Scheiben geräucherter Lachs

Zubereitung: Die rohen Eier in einer Schüssel mit Schlagobers, Schnittlauch, Salz und Pfeffer verrühren. In einer Pfanne Butter aufschäumen, Eier unter ständigem Rühren leicht stocken lassen. Rührei portionsweise auf Lachs anrichten, mit Schnittlauch garnieren.

Gefüllte Eierroulade mit Oliven

Zutaten: 4 Eier, Salz, Pfeffer, 2 fein geschnittene Schalotten, 1 EL gehackte Petersilie, fein geschnittene Oliven (grüne und schwarze), 1 EL Rapsöl

Zubereitung: Eier in einer Schüssel mit Salz, Pfeffer, Schalotten und Petersilie verrühren. In einer Pfanne Rapsöl erhitzen, Eier zugeben und unter ständigem Rühren stocken lassen. Auf einen Teller stürzen, mit den Oliven belegen und zu einer Roulade formen. In Scheiben schneiden und anrichten.

Kabeljau auf Tomaten–Carpaccio

Zutaten: 2 Kabeljaufilets à 150 g, Saft ¼ Zitrone, Rapsöl zum Braten, 3 Tomaten, 4 EL Vinaigrette, ½ kleingewürfelte Zwiebel, 1 fein gehackte Knoblauchzehe, 1 EL kleingeschnittene gemischte Kräuter, Basilikumblätter zum Garnieren, Pesto

Zubereitung: Kabeljau mit Salz, Pfeffer und Zitronensaft würzen und in heißem Rapsöl goldgelb braten. Tomaten in dünne Scheiben schneiden und auf Tellern anrichten. Vinaigrette mit Zwiebelwürfeln, Knoblauch und gehackten Kräutern verrühren und die Tomaten damit bestreichen.

Kabeljau auf den Tomaten anrichten, mit Pesto bestreichen und mit Basilikumblättern garnieren.

Suppen

Fischcurrysuppe mit Muscheln

Zutaten: 1 Lauchstange, 1 Fenchel, 3 kleingewürfelte Schalotten, 1 EL Butter zum Anschwitzen, ½ TL Curry, 100 ml trockener Weißwein, Fischsud, 100 g Würfel vom Fischfilet, 80 g ausgelöste Pfahlmuscheln, 50 ml Schlagobers, 1 EL Crème fraîche, Salz, Cayennepfeffer, Basilikumblätter

Zubereitung: Lauchstange und Fenchel in kleine Würfel schneiden. Schalotten, Fenchel und Lauch in heißer Butter anschwitzen. Mit Curry und mit Weißwein ablöschen. Einkochen lassen, dann den Fischsud dazugeben und nochmals auf die Hälfte einkochen lassen. Die Suppe mit dem Pürierstab fein pürieren. Fischfiletwürfel und Muscheln in die heiße Suppe geben. Nicht mehr kochen lassen, damit der Fisch saftig bleibt. Schlagobers und Crème fraîche verquirlen, unterrühren und mit Salz und Cayennepfeffer würzen. Mit fein geschnittenen Basilikumblättern bestreuen.

Linsensuppe

Zutaten: 150 g Linsen, 3/4 l Wasser, 1 kleiner Zwiebel, 1/2 Stange Lauch, 1 Lorbeerblatt, Salz, 2 Knoblauchzehen, ½ Bund Petersilie, 3 EL Kernöl, 100 g pürierte Tomaten, 1 Suppenwürfel, Pfeffer

Zubereitung: Die Linsen mit dem Wasser, der geschälten, grob geschnittenen Zwiebel und dem geputzten, geschnittenen Lauch in einen Topf geben. Lorbeerblatt und Salz zugeben und 30 Minuten kochen lassen. Die Knoblauchzehen schälen und durchpressen. Petersilie fein hacken. Knoblauch und Petersilie im Öl kurz andünsten. Die pürierten Tomaten dazugeben, salzen und bei mäßiger Hitze 15 Minuten köcheln. Das Ganze mit den Linsen samt der Flüssigkeit mischen und weitere 10 Minuten kochen. Den Suppenwürfel zugeben, gegebenenfalls noch etwas Wasser zufügen. Die Suppe mit Pfeffer abschmecken.

Brokkolisuppe

Zutaten: 1 Zwiebel, 400 g Brokkoli, 1 EL Olivenöl, 300 ml Gemüsebrühe, Salz, weißer Pfeffer, 4 Aprikosen, 3 EL Zitronensaft, ½ Bund Brunnenkresse

Zubereitung: Zwiebel fein hacken. Brokkoli klein schneiden. Öl in einem Topf erhitzen, Zwiebel und Brokkoli darin andünsten. Mit der Gemüsebrühe ablöschen. Mit Salz und Pfeffer würzen. Ca. 10 Minuten köcheln lassen. Aprikosen mit kochendem Wasser überbrühen und die Haut abziehen. Danach halbieren, entsteinen und klein schneiden. Zum Brokkoli geben. Alles mit einem Pürierstab fein pürieren. Suppe mit Zitronensaft, Salz und Pfeffer abschmecken. Brunnenkresse fein schneiden. Suppe mit Kresse bestreuen.

Tomatensuppe mit Garnelen

Zutaten: 1 kg sehr reife Tomaten, 1 Bund Suppengrün, 1 Zwiebel, 1 Knoblauchzehe, 1 EL Rapsöl, 1 Bund Dille, ¼ l Gemüsebrühe, 50 g Creme fraîche, 100 g Garnelen, Salz, Pfeffer, 1 Prise Muskatnuss, 2 Bund Schnittlauch

Zubereitung: Die Tomaten kurz in kochendes Wasser legen, häuten und in Würfel schneiden. Das Suppengrün klein schneiden, Zwiebel und Knoblauch fein hacken. Das Suppengrün in Öl anbraten. Tomaten, Zwiebel, Knoblauch und Kräuter dazugeben und bei schwacher Hitze ca. 30 Minuten garen. Die Suppe mit dem Pürierstab oder im Mixer pürieren. Die Gemüsebrühe und die Creme fraîche zugeben und das Ganze nochmals erhitzen. Zum Schluss die Garnelen zugeben, gut würzen und mit Schnittlauch bestreuen.

Sellerie/Käsesuppe

Zutaten: 2 Sellerieknollen, 1 Zwiebel, 2 EL Olivenöl, Salz, Pfeffer, Muskatnuss, 200 ml Gemüsesuppe, ½ l Wasser, 100 g Schlagobers, 70 g Schafskäse, 1 Bund Schnittlauch

Zubereitung: Die Sellerieknollen schälen und würfeln. Die Zwiebel ebenfalls würfeln. Öl in einem Topf erhitzen und das Gemüse darin andünsten. Mit Salz, Pfeffer und Muskatnuss würzen. Mit Suppe und Wasser ablöschen. Zugedeckt ca. 20 Minuten köcheln. Das Gemüse fein pürieren, nochmals erhitzen und abschmecken. Den Schlagobers steif schlagen und unterziehen. Den Käse reiben. Schnittlauch fein schneiden. Die Suppe anrichten und mit Schnittlauch und Käse bestreuen.

Kohlrübensuppe mit Kabeljau

Zutaten: 200 g grob geschnittene Kohlrüben, Salz, 1 EL Butter, 1 feingehackte Knoblauchzehe, 1 TL Tomatenmark, 1 TL Paprikapulver (edelsüß), Currypulver, einige Spritzer Obstessig, 1 Lorbeerblatt, 3/8 l Brühe, schwarzer Pfeffer, Cayennepfeffer, frisch geriebene Muskatnuss, 50 g Schlagobers, 50 g gewürfelten Kabeljau, 1 EL Butter, 40 g leicht geschlagenen Schlagobers, ½ Bund Dill

Zubereitung: Die Kohlrüben leicht salzen. Butter zerlassen, Knoblauch darin anschwitzen und die Kohlrüben zugeben. Bei schwacher Hitze dünsten, bis die Flüssigkeit fast verkocht ist. Tomatenmark zugeben, mit Paprikapulver und Currypulver stauben. Mit Obstessig ablöschen. Das Lorbeerblatt dazugeben und mit Gemüsebrühe aufgießen. 15 Minuten köcheln lassen. Mit dem Pürierstab mixen und durch ein Sieb passieren. Den Schlagobers dazugießen und mit Salz, Cayennepfeffer und Muskatnuss würzen. Nicht mehr kochen lassen. Kabeljauwürfel mit Salz und Pfeffer würzen und in heißer Butter kurz anbraten. Den geschlagenen Schlagobers unter die Suppe ziehen und mit dem Pürierstab schaumig schlagen. Die Suppe in Teller füllen, die Kabeljauwürfel hineingeben und mit der Dille bestreuen.

Gemüsesud (für 1 l Fond)

Zutaten: 2 kleingewürfelte Zwiebeln, 2 EL Rapsöl, 1 Fenchelknolle, 3 Karotten, 3 Stangen Staudensellerie, 1 Stange kleingeschnittenen Lauch, 100 g Champignons, 1 Thymianzweig, 1 Lorbeerblatt, einige Petersiliencstängel, Salz, einig schwarze Pfefferkörner, 2 Gewürznelken, 200 ml trokkener Weißwein, 1 ½ l Wasser

Zubereitung: Die Zwiebelwürfel in heißem Rapsöl glasig braten. Fenchel, Karotten und Staudensellerie grob zerkleinern, zu den Zwiebeln geben und kurz mit anschwitzen. Restliches Gemüse, die Kräuter, Salz, Pfefferkörner und Gewürznelken hinzufügen, ebenfalls mit anschwitzen, mit Weißwein und kaltem Wasser aufgießen. Etwa 15 Minuten bei schwacher Hitze köcheln lassen. Vorsichtig mit Salz würzen und durch ein feines Sieb gießen. Tipp: portionsweise einfrieren

Warme Mahlzeiten/Hauptspeisen

Lachs mit Zucchini–Mozzarella–Kruste

Zutaten: 1 Mozzarella (125 g), 1 mittelgroße Zucchini, 1 EL Rapsöl, 2 Lachsfilets à 160 g, Salz, schwarzer Pfeffer, Saft ¼ Zitrone, 1 roter Zwiebel, 1/8 l Tomatensaft, ¼ Bund Thymian, Butter zum Fetten der Form

Zubereitung: Mozzarella in dünne Scheiben schneiden. Zucchini in Scheiben schneiden und salzen. Rapsöl in einer Pfanne erhitzen, die Zucchinischeiben darin von beiden Seiten goldgelb braten und mit Pfeffer würzen. Lachsfilets salzen und pfeffern und mit Zitronensaft beträufeln. Kurz marinieren. Dann die Fischfilets mit Zucchini- und Mozzarellascheiben belegen. Den Zwiebel in Ringe schneiden und in eine eingefettete Auflaufform geben, mit abgeschmecktem Tomatensaft begießen und die belegten Lachsstücke drauflegen. Im vorgeheizten Backofen bei 200° C etwa 10 Minuten garen. Zum Schluss mit frischen Thymianblättern bestreuen und servieren.

Tipp: Für eine knusprige Kruste am Schluss einige Minuten den Grill dazuschalten.

Melanzani Cordon bleu

Zutaten: 1 roter Paprika, 1 mittelgroßer Melanzani, 300 g Zucchini, Salz, 1 kleine Zwiebel, 30 g Mozzarella, 1 Knoblauchzehe, 40 g Schinken dünn aufgeschnitten, 10 ml Rindsuppe, schwarzer Pfeffer, 50 ml Schlagobers, 2 EL Vollwertmehl, 1 Ei, 30 g Vollwertbrösel

Zubereitung: Für die Sauce den Paprika klein schneiden. Die Zucchini ebenfalls klein schneiden. Die Zwiebel fein hacken. Den Paprika mit Zwiebel, Zucchini und dem gepressten Knoblauch im Rapsöl andünsten. Die Fleischbrühe dazugießen und das Ganze bei geringer Hitze etwa 15 Minuten leicht kochen lassen. Jede zweite Melanzanischeibe mit etwas Mozzarella und Schinken belegen, mit Salz und Pfeffer würzen und mit einer Melanzanischeibe zudecken. Gut andrücken, im Mehl wenden, durch das verquirlte Ei ziehen und in Brösel wenden. Die Cordon bleus in Öl goldgelb ausbacken und auf einem Küchenpapier abtropfen lassen. Die fertigen Cordon bleus auf der Paprika-Zucchini-Sauce servieren.

Lachs in Senfsauce

Zutaten: 2 Lachsfilets á 160 g, 50 g Schalotten, 1/16 l Weißwein, ¼ l Fischfond, Estragonsenf, Butter, 50 g Schlagobers, 80 g Creme fraîche, Salz, weißer Pfeffer

Zubereitung: Für die Senfsauce die Schalotten fein hacken, in Butter andünsten und mit Weißwein und Fischfond ablöschen und einkochen lassen. 1 EL Senf rasch einrühren, dann Creme fraîche dazugeben. Das Ganze durch ein Sieb passieren und den Schlagobers dazugeben. Mit Salz und Pfeffer abschmecken. Den Lachs salzen und pfeffern. Bei mittlerer Hitze in Öl und Butter etwa 3 - 4 Minuten gut durchbraten. Den Lachs mit Sauce übergießen. Mit Petersilie verziert servieren.

Schweinefleisch mit Tomaten

Zutaten: 400 g Schweinefleisch, Salz, fein gehackter Rosmarin und Thymian, 2 EL Balsamicoessig, ¼ l Rind- oder Gemüsesuppe, 1/8 l Weißwein, 50 g getrocknete Tomaten, 50 g Kirschtomaten, 250 g Brokkoli

Zubereitung: Das Schweinefleisch in Würfel schneiden, salzen, pfeffern, in Rapsöl rundum anbraten. Rosmarin, Thymian, Balsamicoessig, Weißwein und Suppe zugeben. Zugedeckt bei kleiner Hitze etwa 45 Minuten weichschmoren. Kurz vor dem Servieren die getrockneten und frischen Tomaten beigeben. Dazu: Brokkoli

Schmeckt auch mit Fleisch vom Reh sehr gut!

Lammkotelett mit Blattspinat

Zutaten: 4 Lammkoteletts (á 100 g), Salz, Pfeffer, Rapsöl, Rosmarin, Salbei, 200 g Blattspinat, 2 EL Butter, 1 gepresste Knoblauchzehe, Salz, Muskatnuss

Zubereitung: Lammkoteletts salzen und pfeffern. In einer Pfanne Rapsöl erhitzen, Rosmarin und Salbei beigeben, Koteletts auf jeder Seite zwei Minuten lang braten. Herausnehmen, mit Folie abdecken und warmstellen. Im Bratenrückstand Butter braun werden lassen. Knoblauch und Spinat beigeben, mit Salz und Muskatnuss würzen. Spinat kurz dämpfen lassen, dann auf Tellern anrichten. Lammkoteletts darauf legen, mit Rapsöl beträufeln, mit gehacktem Rosmarin bestreuen.

Kabeljau-Saltimbocca

Zutaten: 400 g Kabeljaufilet vom Mittelstück, Salz, schwarzer Pfeffer, 50 g Parmaschinkenscheiben, 200 g Spinat, ¼ Bund frischer Salbei, 1 kleingewürfelte Schalotte, 1 fein gehackte Knoblauchzehe, Rapsöl, frisch geriebene Muskatnuss, 2 EL grob geriebenen Parmesan

Zubereitung: Kabeljau in 4 gleich große Scheiben schneiden. Mit Salz und Pfeffer würzen. Jede Fischscheibe mit einer Parmaschinkenscheibe, einigen Blättern rohem Spinat und einem Salbeiblatt belegen. Mit einem Zahnstocher fixieren. Schalottenwürfel und Knoblauch in heißem Rapsöl glasig braten. Den restlichen Spinat waschen und tropfnass dazugeben. Zugedeckt zusammenfallen lassen und mit Salz, Pfeffer und Muskatnuss würzen. Rapsöl in einer beschichteten Pfanne erhitzen und den Kabeljau darin von jeder Seite goldgelb braten. Den Parmesan unter den heißen Spinat rühren. Fischstücke auf dem Spinat anrichten.

Lamm und Reh in Folie

Zutaten: 200 g Lammkeule, 200 g Rehkeule, Rosmarin, Salbei, frischer Lorbeer, 2 EL Rapsöl, 2 Zehen Knoblauch, Salz, Pfeffer, Koriander, Alufolie

Zubereitung: Fleisch in Stücke schneiden, mit Salz, Pfeffer und Koriander würzen. Fleisch auf Alufolienstücke legen, mit Knoblauch, Rosmarin, Salbei und frischem Lorbeerblatt belegen, mit Rapsöl beträufeln. Folie sorgfältig zu kleinen, gut schließenden Paketen verschließen. Im vorgeheizten Rohr (220 °C) 20 Minuten garen, danach noch 5 Minuten rasten lassen. Dazu: Gemüse

Karfiol in Schinkensauce

Zutaten: 1 kleiner Karfiol, 100 g Schinkenwürfel, 50 g geriebener Käse (Emmentaler oder Parmesan), 1 KL gehackte Kräuter (Petersilie und Kerbel), 1/8 l Schlagobers, Salz, Muskatnuss, Spritzer Zitronensaft, 1 EL Rapsöl

Zubereitung: Karfiol in kleine Röschen zerteilen und in Salzwasser bissfest kochen. In einer Pfanne Rapsöl erhitzen, den Schinken anrösten. Karfiol kurz mitrösten, mit Salz, Muskatnuss und Zitronensaft würzen. Mit Schlagobers auffüllen und etwas einkochen lassen. Kräuter zugeben und mit Käse bestreuen. Im Backrohr bei starker Oberhitze gratinieren.

Kalbfleisch mit Gemüse

Zutaten: ½ kg Kalbfleisch, 1 Stange Porree, 1 Kohlrabi, 1 feingeschnittene Zwiebel, 2 ganze Zwiebel, 1 Bund Dill, Butter, 3 reife Tomaten, Salz, Pfeffer

Zubereitung: Das Fleisch in kleine Stücke schneiden. Mit dem geschnittenen Zwiebel und der Butter in einen Topf geben und von allen Seiten anbraten. Mit Salz und Pfeffer würzen. Das Gemüse in kleine Stücke schneiden. Die Tomaten schälen und zerkleinern. Wenn das Fleisch fast durch ist, das Gemüse und die Tomaten zugeben. Zwei Tassen Wasser zugießen, köcheln lassen bis Fleisch und Gemüse weich sind.

Lammeintopf

Zutaten: 2 kleine Sellerieknollen, 2 Stangen Porree, 1 großer Kohlkopf, 2 Zwiebeln, 1 ganze Knolle Knoblauch, 50 dag Lammfleisch, 2 Lammknochen, 3 EL Butter, 2 Suppenwürfel, Salz, Pfeffer, Oregano

Zubereitung: Die Zwiebeln in Ringe schneiden. Die Knoblauchknolle ungeschält quer halbieren. Sellerie und Porree in kleine Stücke schneiden. Kohl in Streifen schneiden. Das Fleisch in Würfel schneiden. Zusammen mit den Knochen in der Butter gut anbraten. Die Zwiebelringe und den Knoblauch zufügen und 3 bis 4 Minuten weiterbraten. Gemüse unter Wenden ein wenig anziehen lassen. Den Kohl in eine Auflaufform geben und alles gut mischen. Mit ¼ l Wasser ablöschen. Suppenwürfel, Salz, Pfeffer und Oregano zugeben. Zugedeckt 1 Stunde auf kleiner Flamme kochen.

Rindsrolle mit Käse

Zutaten: ½ kg Rindfleisch, 70 g Schafskäse, feingehackte Petersilie, Butter, 1/8 Tasse Rotwein, Salz, Pfeffer, Thymian

Zubereitung: Das Fleisch muss eine rechteckige Form haben damit es eingerollt werden kann. Das Fleisch mit Salz und Pfeffer einreiben. Den Käse in der Mitte des Stückes der Länge nach verteilen. Danach mit Petersilie bestreuen. Das Fleisch straff einrollen und mit einem Faden zusammenbinden. Die Fleischrolle in Butter von allen Seiten anbraten. Den Wein zugeben und den Topf sofort zudecken. 2 Tassen Wasser und den geriebenen Thymian dazugeben. Das Fleisch auf schwacher Flamme etwa 2 Stunden kochen.

Tomaten-Fenchel Auflauf

Zutaten: ½ kg kleinere Tomaten, 1 Knoblauchzehe, Salz, Pfeffer, 2 Fenchelknollen, 3 EL Rapsöl, 1 Prise Cayennepfeffer, 10 dag geriebener Käse, 1 Bund Petersilie

Zubereitung: 3 Tomaten waschen und beiseite legen. Die übrigen Tomaten 3 Minuten in kochendes Wasser legen, abschrecken und häuten. Knoblauch mit den gehäuteten Tomaten im Mixer pürieren, mit Salz und Pfeffer würzen. Backofen auf 200° Grad (Heißluft 180°) vorheizen. Fenchel waschen, das Grün entfernen. Fenchelknollen in dünne Scheiben schneiden und in 2 EL Rapsöl 5 Minuten dünsten. Eine Auflaufform mit 1 EL Rapsöl einpinseln, Fenchelscheiben darin verteilen und mit Tomatenpüree begießen. Die übrigen Tomaten halbieren und mit der Schnittfläche nach oben hineingeben. Alles mit Salz, Pfeffer und Cayennepfeffer würzen. Geriebenen Käse drüberstreuen und mit dem restlichen Rapsöl beträufeln. Im vorgeheizten Backofen 15 Minuten garen. Den fertigen Auflauf mit der feingehackten Petersilie bestreuen.
Dazu: Fisch oder Fleisch

Nachspeisen

Topfencreme mit Erdbeeren

Zutaten: 500 g Topfen, 1 Becher Schlagobers, Flüssigsüßstoff, 1 Tasse geriebene Kokosnuss, Salz, 500 g Erdbeeren

Zubereitung: 400 g Erdbeeren pürieren. Den Topfen durch ein Sieb passieren. Flüssigsüßstoff, Kokosnuss, Salz und Erdbeermark hinzufügen. Den steifen Schlagobers unterziehen, eisgekühlt mit Erdbeeren garniert servieren.

Panna Cotta mit Früchten

Zutaten: 1 ungespritzte Zitrone, 250 ml Schlagobers, Flüssigsüßstoff, 1 Vanilleschote, 1 Gelatinepulver, 250 g Erdbeeren / Heidelbeeren

Zubereitung: Von der gewaschenen Zitrone ein Stück Schale abschneiden. Die Hälfte des Schlagobers mit Süßstoff, Zitronenschale und dem Mark der Vanilleschote in einem Topf kurz aufkochen. Vom Herd nehmen. Die Zitronenschale entfernen, das Gelatinepulver in den warmen Schlagobers rühren. Das Ganze kalt stellen, bis es zu gelieren beginnt. Den restlichen Schlagobers (gesüßt nach Belieben) steif schlagen und unter die leicht gelierte Masse heben. In Portionsformen einfüllen, mindestens 6 Stunden kalt stellen. Die Portionsformen vor dem Stürzen in heißes Wasser tauchen. Die Erdbeeren pürieren und über den gestürzten Panna Cotta gießen.

Gutes Gelingen und Mahlzeit!

Wir würden Ihnen gerne an dieser Stelle noch mehr Rezepte bieten, dies würde aber den Umfang des Buches sprengen. Deshalb finden Sie weitere Rezepte in: **Kochen Sie sich schlank. Das Kochbuch zur stoffwechselgerechten Ernährung.“**

Das Essen, die Gesundheit und die Moral

„Liebe geht durch den Magen” - auch die Liebe zu Natur und Umwelt. Wir bitten Sie daher, beim Lebensmitteleinkauf möglichst biologische Produkte zu bevorzugen. Denn erstens schmecken Bio-Produkte einfach besser, zweitens sind sie gesünder, da Sie Ihrem Körper weniger belastende Stoffe zuführen, und drittens halten wir es auch für eine Frage der Ethik, für das eigene Wohl nicht auf Kosten anderer, sondern im Einklang mit dem Leben an sich zu sorgen.

Natürlich ist uns bewusst, dass biologische Lebensmittel meist etwas teurer sind. Aber wenn Sie sich bewusst ernähren und jede Mahlzeit mit Muße genießen, werden Sie in Summe sicherlich profitieren.

GLOSSAR

Die im Text mit * gekennzeichneten Begriffe sind hier angeführt.

Anthropologie
Wissenschaft von der Abstammung des Menschen, von der Entwicklung, Differenzierung und Ausbreitung seiner Art.

Arterie
Schlagader; ein Gefäß, das Blut vom Herzen wegführt – im Gegensatz zur Vene, die Blut zum Herzen zurückführt.

Arteriosklerose
Gefäßerkrankung, bei der es zur Ablagerung von Fett, Cholesterin* und Kalk an den Gefäßwänden kommt. Dies führt zur Einengung der Gefäße und schließlich zum Gefäßverschluss. Dadurch wird die Blutversorgung von Körperteilen, z. B. der Beine („Raucherbein") oder des Herzens (Koronarsklerose), gestört oder unterbrochen.

ß-Zellen
Zellart der Bauchspeicheldrüse, die für die Insulinproduktion verantwortlich ist.

Blutzucker, Blutzuckerspiegel
In unserem Blut befindet sich immer eine gewisse Menge an Zucker (Glukose*). Die Menge pro Deziliter wird als Blutzuckerspiegel bezeichnet - sie wird in engen Grenzen konstant gehalten. Eine gewisse Menge an Blutzucker ist lebensnotwendig, ein Zuviel verursacht Krankheiten (Diabetes*).

Cholesterin
Eine lebenswichtige Substanz, die im Körper hergestellt wird. Das mit der Nahrung zugeführte Cholesterin wirkt sich auf den Cholesterinspiegel* kaum aus. Cholesterin ist Baustein aller Körperzellen, vieler Hormone (z. B. der Sexualhormone), von Gallensäuren u. v. m.

Cholesterinspiegel

Menge von Cholesterin pro Deziliter Blut. Anhand der Dichte lassen sich verschiedene Arten von Cholesterin unterscheiden und zwar mit hoher Dichte (HDL- Cholesterin), solches mit niedriger Dichte (LDL-Cholesterin) und eine Art mit besonders niedriger Dichte (VLDL-Cholesterin). Bestimmte Veränderungen des Cholesterinspiegels werden für die Entstehung der Arteriosklerose* mitverantwortlich gemacht. Besonders gefährlich ist ein niedriger HDL-Spiegel und ein hoher LDL- und VLDL-Spiegel.

Diabetes mellitus

Siehe unter Zuckerkrankheit.

Epidemiologische Studie

Wissenschaftliche Untersuchung, die sich mit der Entstehung und Verbreitung, aber auch mit der Bekämpfung und den sozialen Folgen von Erkrankungen beschäftigt.

Grundumsatz

Der Grundumsatz ist jene Menge an Energie, die der Körper für die Aufrechterhaltung seiner Grundfunktionen – wie Atmung, Herzschlag, Wärmeerzeugung – benötigt.

Glukose

Traubenzucker. Eine Zuckerart, die im Blut als Blutzucker, aber auch in vielen Kohlenhydraten* vorkommt.

Glykogen

Glykogen ist die Form, in der Glukose* im menschlichen und tierischen Körper gespeichert wird. Glykogen ist also sozusagen „tierische" Stärke*. Glykogen wird in der Leber und der Muskulatur für „Notfälle" gespeichert.

Herzinfarkt

Lebensgefährliches Ereignis, bei dem die Blutversorgung eines Herzmuskelteiles unterbrochen wird, wodurch dieser Teil abstirbt.

Hormone
Von Körperdrüsen erzeugte und an das Blut abgegebene Wirkstoffe, die Funktionsabläufe im Stoffwechsel steuern (Beispiele: Sexualhormone, Schilddrüsenhormone u. s. w.).

Hyperinsulinismus
Übermäßige Produktion von Insulin.

Hypertonie
Bluthochdruck. Erhöhung des Blutdruckes, also des Druckes, der innerhalb von Arterien* besteht.

Insulin
Ein Hormon*, das in der Bauchspeicheldrüse gebildet und von dieser ins Blut abgegeben wird. Insulin senkt u. a. den Blutzuckerspiegel*.

Ketonkörper
Aus Fettsäuren erzeugte chemische Verbindung, die vom menschlichen Gehirn anstelle von Glukose zur Energiegewinnung genützt wird.

Kohlenhydrate
Nahrungsbestandteil, der aus Kohlenstoffketten besteht. Man kann eine grobe Einteilung in Zucker, Stärke und Zellulose vornehmen.

Koronarsklerose
Verkalkung und Verengung der Herzkranzgefäße, also der Gefäße, die den Herzmuskel mit Blut und Sauerstoff versorgen. Stärkere Verengungen verursachen Herzanfälle („Angina pectoris"). Gefäßverschlüsse führen zum Herzinfarkt*.

Paleopathologie
Die Paleopathologie ist eine Wissenschaft, die sich mit der Suche nach Krankheitszeichen (Pathologien) an Angehörigen vor- und frühgeschichtlicher Völker befasst.

Protein
Eine aus Aminosäuren bestehende Eiweißverbindung.

Stärke
Kohlenhydrat*, das aus einer langen Kette von Glukosemolekülen besteht. Kommt besonders reichlich in Mehl, Kartoffeln, Mais und Reis vor. Als „tierische“ Stärke siehe unter Glykogen.

Stoffwechsel
Darunter versteht man die chemisch-biologischen Abläufe bei den Auf und- Abbauvorgängen im Körper. Dazu gehören u. a. die Erneuerung von Körperzellen und Geweben und die Umwandlung von Nahrung in Energie.

Triglyceride
Fettsubstanz im Blut, die aus Glycerin und drei Fettsäuren besteht. Erhöhte Triglyceridspiegel im Blut werden für die Entstehung der Arteriosklerose* mitverantwortlich gemacht.

Triglyceridspiegel
Menge an Triglyceriden pro Deziliter Blut.

Zuckerkrankheit
Wir unterscheiden zwei Arten von Zuckerkrankheit: Diabetes vom Typ 1 und vom Typ 2.
Typ 1 ist der **Insulinmangeldiabetes**. Er wird auch juveniler Diabetes genannt, weil er so gut wie immer bereits in der Jugend auftritt. Dieser Diabetestyp entsteht, wenn kein Insulin gebildet werden kann. Die Betroffenen sind fast immer mager, weil kein Zucker in die Zellen gelangt. Da er auf Insulinzufuhr (Spritzen) gut anspricht, wird er auch als **insulinpflichtiger Diabetes** bezeichnet.

Typ 2 ist der **„Altersdiabetes“**, der bei Insulinresistenz entsteht. Es besteht ein Insulinüberschuss, also ein Hyperinsulinismus. Insulingaben helfen kaum. Er wird daher **nicht-insulinpflichtiger Diabetes** genannt. Die Betroffenen sind praktisch immer übergewichtig.

Diabetes ist keineswegs eine harmlose Erkrankung. Das Hauptrisiko der Zuckerkrankheit sind Gefäßerkrankungen (Arteriosklerose), wobei sowohl große Gefäße (Makroangiopathie) als auch kleine Gefäße (Mikroangiopathie) betroffen sind. Weitere Risiken: Nierenversagen, Blindheit, Gefäßverschlüsse an den Beinen mit Durchblutungsstörungen und der Notwendigkeit von Beinamputationen, Herzinfarkt, Hirnschlag. Seit kurzem ist sogar ein erhöhtes Krebsrisiko nachgewiesen.

LITERATURVERZEICHNIS

1: Abbasi F, McLaughlin T, Lamendola C, et al. High carbohydrate diets, Triglyceride-rich lipoproteins, and coronary heart disease risk. Am J Cardiol 85:45-8; 2000

2: Acheson K, Ravussin E, Wahren J, Jequier E. Thermic effect of glucose in man. Obligatory and facultative thermogenesis. J Clin Invest 74:1572-80; 1984

3: Acheson KJ, Schutz Y, Bessard T, et al. Glycogen storage capacity and de novo lipogenesis during massive carbohydrate overfeeding in man. Am J Clin Nutr 48:240-7; 1988

4: Angel L. Health as a crucial factor in the changes from hunting to developed farming in the Eastern Mediterranean. In: Cohen M, Armelagos G, eds. Paleopathology at the origins of the agriculture. Orlando: Academic Press 51-73; 1984

5: Atkins, R.C. Die neue Atkins Diät. Goldmannverlag, München 1999

6: Beck-Nielsen H. General characteristics of the insulin resistance syndrome: prevalence and heritability. European Group for the study of Insulin Resistance (EGIR).Drugs 58 Suppl 1:7-10; discussion 75-82; 1999

7: Berger M. Diabetes mellitus Urban & Fischer , München. Jena; 2000

8: Bessard T, Schutz Y, Jequier E. Energy expenditure and postprandial thermogenesis in obese before and after weight loss. Am J Clin Nutr 38:680-93; 1983

9: Blades B, Garg A. Mechanism of increase in plasma triaglycerol concentrations as a result of high carbohydrate intake in patients with non-insulin-dependent diabetes mellitus.Am J Clin Nutr. 62:996-1002; 1995

10: Bonanome A, Visona A et al: Carbohydrate and lipid metabolism in patients with non-insulin dependent diabetes mellitus: effcts of a low-fat, high-carbohydrate diet vs. a diet high in nonosaturated fatty acids. Am J Clin Nutr 54:586-90;1991

11: Borkman M, Campbell LV, Chisholm DJ et al. Comparison of the effects on insulin sensitivity of high carbohydrate and high fat diets in normal subjects. J Clin Endocrinol Metab 72:432-7; 1991

12: Bosner MS, Lange LG, Stenson WF et al. Percent cholesterol absorption in normal women and men quantified with dual stable isotopic tracers and negative ion mass spectrometry. J Lipid Res 40:302-8; 1999

13: Bougneres PF, Artavia-Loria E, Henry S, Basdevant A, Castano L. Increased basal production and utilization in children with recent obesity versus adults with long-term obesity. Diabetes 38:477-83; 1989

14: Bray GA, Popkin BM. Dietary fat intake does affect obesity! Am J Clin Nutr 68; 1157-73; 1998

15: Brown RC, Cox CM. Effects of high fat versus high carbohydrate diets on plasma lipids and lipoproteins in endurance athletes. Med Sci Sports Exerc 30:1677-83; 1998

16: Bruker, M.O. Zucker, Zucker. Emu-Verlag, Lahnstein 1991, S. 92f.

17: Brynes SE, Miller JCB, Denyer GS. Amylopctin starch promotes the development of insulin resistance in rats. J Nutr. 125: 1430-37; 1995

18: Bucher HC, Griffith LE, Guyatt GH. Systematic review on the risk and benefit of different cholesterol - lowering interventions. Arterioscler Thromb Vasc Biol 19:187-95, 1999

19: Burr ML, Fehily AM, Gilbert JF et al. Effects of changes in fat, fish, and fibre intakes on death and myocardial reinfarction: diet and reinfarction trial (DART). Lancet 2: 757-61; 1989

20: Cahill G. undAoki TT. How metabolism affects clinical problems. Medical Times 98: 106-22; 1970

21: Cambien F, Jaqueson A et al. Is the level of serum triglyceride a significant predictor of coronary death in normocholesterolemic subjects? Am J of Epidem. 124:624-32; 1986

22: Cavallo-Perin P, Bergerone S, Gagnor A et al. Myocardial infarction before the age of 40 is associated with insulin resistance. Metabolism 50:30-35; 2001

23: Chalmers T, Kekwick M, Pawan A et al. On the fat-mobilising activity of human urine. Lancet 1: 866-72; 1958

24: Chatenoud L, La Vecchia C, Franceschi S et al. Refined-cereal intake and risk of selected cancers in Italy. Am J Clin Nutr 70:1107-10; 1999

25: Chen YD, Coulston AM, Zhou MY et al. Why do low-fat high-carbohydrate diets accentuate postprandial lipemia in patients with NIDDM? Diabetes Care 18:10-6; 1995

26: Clark MG, Rattigan S, Clark DG. Obesity with insulin resistance: experimental insight. The Lancet 26 :1236 – 39; 1983

27: Cleave, T. L., The Saccarine Disease. New Canaan, Connecticut, Keats, 1978

28: Cline GW, Petersen KF, Krssak M, et al. Impaired glucose transport as a cause of decreased insulin-stimulated muscle glycogen synthesis in type 2 diabetes. N Engl J Med 1999:341:240-6.

29: Cooling J, Blundell J. Are high-fat and low-fat consumers distinct phenotypes? Differences in the subjective and behavioural response to energy and nutrient challenges. Eur J Clin Nutr 52:193-201; 1998

30: Cooling J, Blundell J. Differences in energy expenditure and substrate oxidation between habitual high fat and low fat consumers (phenotypes). Int J Obes Relat Metab Disord 22:612-8; 1998

31: Cordain L, Miller J, Mann N. Scant evidence of periodic starvation among hunter-gatherers [letter]. Diabetologia 42:383-4; 1999

32: Cordain L, Miller JB, Eaton SB et al. Plant-animal subsistence ratios and macronutrient energy estimations in worldwide hunter-gatherer diets. Am J Clin Nutr 71:682-92; 2000

33: Cordain L, Watkins BA, Mann NJ. Fatty acid composition and energy density of foods available to African hominids: evolutionary implications for human brain developement. World Rev Nutr Diet 2001. 1m Druck.

34: Coulston AM, Hollenbeck CB, Swislocki AL, et al. Persistence of hypertriglyceridemic effect of low-fat high-carbohydrate diets in NIDDM patients. Diabetes Care 12: 94-101; 1989

35: Coulston MS, Hollenbeck CB et al. Deleterious effects of high-carbohydrate, sucrose-containing diets in patients with non-insulin-dependent diabetes mellitus. Am J Med 82: 213-20; 1987

36: de Lorgeril M, Renaud S, Mamelle N, et al. Mediterranean alpha-linolenic acid-rich diet in secondary prevention of coronary heart disease. Lancet 343:1454-9; 1994

37: DeFronzo RA, Ferrannini E. Insulin resistance: A multifaceted syndrome responsible for NIDDAM, obesity, hypertension, dyslipemia and atherosclerotic cardiovascular disease. Diabetes care 14:173-94; 1991

38: Diamond H, Diamond M. Fit fürs Leben.Goldmann Verlag 1986

39: Eaton SB, Konner M, Shostak M. Stone agers in the fast lane: chronic degenerative diseases in evolutionary perspective. Am J Med 84:739-49; 1988

40: Eaton SB, Konner M. Paleolithic nutrition. A consideration of its nature and current implications. N Engl J Med 312:283-9; 1985

41: Eaton SB, Shostak M, Konner M. The paleolithic prescription. Harper and Ross, New York 1988

42: Fagan TC, Sowers J. Type 2 diabetes mellitus: greater cardiovascular risks and greater benefits of therapy. Arch Intern Med 159:1033-4; 1999

43: Ferranini E, Natali A, Bell P et al. Insulin resistance and hypersecretion in obesity. J Clin Invest 100:1166-73; 1997

44: Ferranini, E. et al. Essential hypertension: an insulin resistance state, Journal of Cardiovascular Pharmacology 15 (Beilage 5): 518-25; 1990

45: Folsom AR, Stevens J, Schreiner PJ, McGovern PG. Body mass index, waist/hip ratio,and coronary heart disease incidence in African Americans and whites. Am J Epidemiol 148:1187-94; 1998

46: Garg A, Bantle JP, Henry RR, et al. Effects of varying carbohydrate content of diet in patients with non-insulin-dependent diabetes mellitus. JAMA 271:1421-8; 1994

47: Garg A, Grundy SM, Unger R. Comparison of effect of high and low carbohydrate diets on plasma lipoproteins and insulin sensitivity in patient with mild NIDDAM. Diabetes 41:1278 – 85; 1992

48: Garg A. High-monounsaturated-fat diets for patients with diabetes mellitus: a meta-analysis. Am J Clin Nutr 67:577S-82S; 1998

49: Gaziano JM, Hennekens CH, O'Donnell CJ, et al. Fasting triglycerides, high-density lipoprotein, and risk of myocardial infarction. Circulation 96:2520-5; 1997

50: Gerich JE. Glukose counterregulation and its impact on diabetes mellitus.
Diabetes 37: 1608-17;1988

51: Giovannucci E, Goldin B. The role of fat, fatty acids and total energy intake in the etiology of human colon cancer. Am J Clin Nutr 66:1564S-71S; 1997

52: Grey N.J. und Kipnis DM. Effect of diet composition on the hyperinsulinism of obesity. New England Journal of Medicine 285:827-31; 1971

53: Griffin BA. Lipoprotein atherogenicity: an overview of current mechanisms. Proc Nutr Soc 58:163-9; 1999

54: Grundy SM, Benjamin IJ, Burke GL, et al. Diabetes and cardiovascular disease: a statement for healthcare professionals from the American Heart Association. Circulation 100: l134-46; 1999

55: Grundy SM. Comparison of monosaturated fatty acids and carbohydrates for lowering plasma cholesterol. New Engl J Med 314:745-48; 1986

56: Gulli G, Ferrannini E, Stem M, Haffner S, DeFronzo RA. The metabolic profile of NIDDM is fully established in glucose-tolerant offspring of two Mexican-American NIDDM parents. Diabetes 41:1575-86; 1992

57: Haffner SM, Miettinen H, Gasloll SP, Stem MP. Decreased insulin secretion and increased insulin resistance are independently related to the 7-year risk of NIDDM in

Mexican Americans. Diabetes 44:1386-91; 1995

58: Hartz AJ, Rupley DC, Kalkhoff RD, Rimm AA. Relationship obesity to diabetes: influence of obesity level and body fat distribution. Prev Med 12:35-7; 1983

59: Hokanson JE, Austin MA. Plasma triglyceride level is a risk factor for cardiovascular disease independent of high-density lipoprotein cholesterol level: a meta analysis of population-based prospective studies. J Cardiovasc Risk 3:213-19; 1996

60: Holmes MD, Hunter DJ, Colditz GA et al. Association of dietary intake of fat and fatty acids with risk of breast cancer. JAMA 281:914-20; 1999

61: Holmes MD, Stampfer MJ, Colditz GA et al. Dietary factors and the survival of women with breast carcinoma. Cancer 86:826-35; 1999

62: Hu FB, MansonJE, Liu S et al. Prospective study of adult onset diabetes mellitus (type2) and risk of colorectal cancer in women. J Nat Cancer Inst 91:542-7; 1999

63: Hu FB, Stampfer MJ, MansonJE, et al. Dietary protein and risk of ischemic heart disease in women. Am J Clin Nutr 70:221-7; 1999

64: Hu FB, Stampfer MJ, Rimm EB, et al. A prospective study of egg consumption and risk of cardiovascular disease in men and women. JAMA 281:1387-94; 1999

65: Hudgins LC, Hellerstein MK, Seidman CE, et al. Relationship between carbohydrate-induced hypertriglyceridemia and fatty acid synthesis in lean and obese subjects. J Lipid Res 41:595-604; 2000

66: Hunter DJ, Spiegelman D, Adami HO, et al. Cohort studies of fat intake and the risk of breast cancer - a pooled analysis. N Engl J Med 334:356-61; 1996

67: Jahreis G. Funktionelle Inhaltstoffe aus tierischen Lebensmitteln. Akt Ernährungs-Med 1999 (Suppl): 1-8.

68: Jeppesen J, Schaaf P, Jones C, et al. Effects of low-fat, high-carbohydrate diets on risk factors for ischemic heart disease in postmenopausal women. Am J Clin Nutr 65: 1027-33; 1997

69: Kaplan NM. The deadly quartet. Upper-body obesity, glucose intolerance, hypertriglyceridemia and hypertension. Arch Intern Med 149:1514-20; 1989

70: Karam JH, Grodsky GM, Forsham PH. Excessive insulin response to glucose in obese subjects as measured by immunochemical assay. Diabetes 12:197-204; 1963

71: Kashiwagi A, Borgadus L, Lillioja S et al: In vitro insensitivitys of glucose transport and antilipolysis to insulin due to receptor and postreceptor abnormalities in obese Pima Indians with normal glucose tolerance. Metabolism 33:772-777, 1984

72: Kasper, H. et al.. Response of body weight to a low carbohydrate, high fat diet in normal and obese subjects. Am J Clin Nutr 26: 197-204; 1973

73: Katan MB, Grundy SM, Willett WC. Beyond low fat diets.
N Engl J Med 337: 563-6; 1997

74: Katan MB, Zock PL, Mensink RP. Effects of fats and fatty acids on blood lipids in humans: an overview. Am J Clin Nutr 60:1017S-22S; 1994

75: Keys A. Seven countries. A multivariate analysis of death and coronary heart disease. Cambridge, Mass.; Harvard Univ. Press 1980

76: King H, Aubert RE, Herman WH. Global burden of diabetes, 1995-2025: prevalence, numerical estimates, and projections. Diabetes Care 21:1414-31, 1998

77: Kinjo Y, Beral V, Akiba S, et al. Possible protective effect of milk, meat and fish for cerebrovascular disease mortality in Japan. J Epidemiol 9:268-74; 1999

78: Krauss RM, Dreon DM. Low- density lipoprotein subclasses and response to a low-fat diet in healthy men. Am J Clin Nutr 62: 478S-87S; 1995

79: Krehl WA. et al., Some metabolic changes induced by low carbohydrate diets. Am J Clin Nutr 20(2):139-48; 1967

80: Kreisberg RA. Boshell BR, DiPlacido J et al: Insulin secretion in obesity. New Eng J Med 276:314-319; 1967

81: Lapidus I, Bengtsson C, Larsson B, Pennert K, Rybo E, Sjostrom L. Distribution of the adipose tissue and risk of cardiovascular disease and death: a 12 year follow up of participants population study of women in Gothenburg, Sweden. Br Med J 289:1257-61; 1984

82: Larsson B, Svardudd K, Welin L, Wilhelmsen L, Bjorntorp P, Tibblin G. Abdominal adipose tissue distribution, obesity, and risk of cardiovascular disease and death: 13 year follow up of participants in the study of men born in 1913. Br Med J 288: 1401-4; 1984

83: Laville M., Cornu C et al. Decreased Glukose induced thermogenesis at the onst of obesity. Am J Clin Nutr 57: 851-6; 1993

84: Leddy J, Horvath P, Rowland J et al. Effect of a high or a low fat diet on cardiovascular risk factors in male and female runners. Med Sci Sports Exerc 29:17-25; 1997

85: Lillioja S, Mott DM, Spraul M, Ferraro R, Foley JE, Ravussm E, Knowler WC, Bennett PH, Bogardus C. Insulin resistance and insulin secretory dysfunction as precursors of non-insulin-dependent diabetes mellitus: prospective studies of Pima Indians. N Engl J Med 329:1988-92; 1993

86: Lillioja S, Nyomba BI, Saad MF et al. Exaggerated early phase insulin release and insulin resistance in a diabetes-prone population: a metabolic comparison of Pima Indians and Caucasians. J Clin Endocrinol Metabol 73: 866-76; 1991

87: Liu S, Willett WC, Stampfer MJ, et al. A prospective study of dietary glycemic load, carbohydrate intake, and risk of coronary heart disease in US women. Am J Clin Nutr 71:1455-61; 2000

88: Ludwig DS, Maizoub JA, Al-Zahrani A et al. High Glycemic index foods, overeating, and obesity. Pediatrics 103: E26; 1999

89: Ludwig DS, Pereira MA, Kroenke CH et al. Dietary fiber, weight gain, and cardiovascular disease risk factors in young adults. JAMA 282:1539-46; 1999

90: Lutz W, Andresen G, Buddeke E. Untersuchungen über den Einfluß einer kohlenhydratarmen Langzeitdiät auf die Arteriosklerose des Huhns. Zeitschrift f. Ernährungswissensch. 9:222-33; 1969

91: Lutz, W. Leben ohne Brot. Informed. Gräfelfing, 1998

92: Mann N. Dietary lean red meat and human evolution. Europ J Nutr 39:l-9; 2000

93: Martin JM, Gregor WH, et al. The effect of hyperglycemia upon islet regeneration in rats. Diabetes 12:538-44; 1963

94: Masironi P. Bulletin of World health Organisation 42 1970

95: McLaughlin,-T; Abbasi,-F; Bernhard B et al. Insulin resistance, dietary cholesterol, and cholesterol concentration in postmenopausal women. Metabolism 50:594.97; 2001

96: Megany T. Society in prehistory: The origins of human culture. New York: New York University Press,1995

97: Mesnik RP, Katan M. Effekt of monosaturated fatty acids versus complex carbohydrates on high-density Lipoproteins in healthy men and women. Lancet 122-25; 1987

98: Millen BE, Franz MM, Quatromoni PA et al. Diet and plasma lipids in women. 1. Macronutrients and plasma total and low-density lipoprotein cholesterol in women: the Framingham nutrition studies. J Clin Epidemiol 49:657-63; 1996

99: Milton K. A hypothesis to explain the role of meat-eating in human evolution. Evolutionary Anthropology 8: 11–21; 1999

100: Milton K. Nutritional characteristics of wild primate foods: do the diets of our closest living relatives have lessons for us? Nutrition 15:488-98; 1999

101: Mokdad AH, Serdula MK, Dietz WH et al. The continuing epidemic of obesity in the United States. JAMA 184: 1650-51; 2000

102: Moore MA, Park CB, Tsuda H. Implications of the hyperinsulinaemia – diabetes – cancer link for preventive efforts. Eur J Cancer Prev 7: 89-107 ; 1998

103: Muller WA et al. The influence of the antecedent diet upon glucagon and insulin secretion. New England Journal of Medicine 285; 1450-54; 1971

104: Multiple Risk Factor Intervention Trial: Risk factor changes and mortality results. Multiple Risk Factor Intervention Trial Research Group. JAMA 248: 1465 – 77; 1982

105: Murdock GP. The current status of the world's hunting and gathering peoples. In: Lee RB, DeVore I, eds. Man the hunter. Chicago: Aldine 13-20.; 1968

106: Nelson RL, Persky V, Turyk M. Determination of factors responsible for the declining incidence of colorectal cancer. Dis Colon Rectum 42:741-52; 1999

107: Newbold, H. L., Reducing the serum cholesterol level with a diet high in animal fats. Southern MedicaI Journal 81: 61-63; 1988

108: O'Dea K, Naughton JM, Sinclair AJ et al. Lifestyle change and nutritional status in Kimberley Aboriginies. Aust Aboriginal Stud 1:46-51; 1987

109: O'Dea K. Traditional diet and food preferences of Australian aboriginal hunter gatherers. Philos Trans R Soc Lond B Biol Sci 334:233-40; discussion 40-1; 1991

110: Ogilvie RS.: The islands of Langerhans in 19 cases of obesity. J Pathol Bacteriol 37:473- 81; 1933

111: Parillo AA, Rivellese AV et al. A high-monosaturated-fat/low-carbohydrate diet improves peripheral insulin sensitivity in non-insulin-dependent diabetic patients. Metabolism 41: 1373- 78; 1992

112: Parks, EJ, Hellerstein EK Carbohydrate-induced hypertriglycerolemia: histstorical perspective and review of biological mechanisms. Am J Clin Nutr 71.-412-33; 2000

113: Pawan, GL, Kekwick A. Fat-mobilising and ketogenic activity of urine extracts: relation to corticoh'ophin and growth hormone. Lancet 2: 6-11; 1960

114: Perley M, Kipnis DM. Plasma insulin responses to oral and intravenous glukose: studies in normal and diabetic subjects. J Clin Invest 46:1954-62; 1967

115: Pfeiffer EF, Laube H. Advances in Metabolic Disorders Vol. 7, 1974

116: Phinney SD et al. The transient hypercholesterolemia of major weight loss. Am J Clin Nutr 5:1404-10; 1991

117: Rabast U et al. Ambulante Fettsuchttherapie mit kohlenhydratreduzierter relativ fettreicher Diät. Med Klin 73: 55-59; 1978

118: Rabast U et al. Adipositastherapie mit kohlenhydratreduzierten und kohlenhydratreichen isokalorischen Formuladieten (vergleichende Untersuchungen). Verhandlungen der Deutschen Gesellschaft für Innere Medizin 81: 1400-02; 1975

119: Rabast U et al. Loss of weight, sodium, and water in obese persons consuming a high or low carbohydrate diet. Annals of Nutrition and Metabolism 26: 341-49; 1981

120: Rabast U et al. Comperative studies in obese subjects fed carbohydrate-restricted and high carbohydrate 1.000 calorie formula diets. Nutritional Metabolism 22: 269-77; 1978

121: Rabast U et al. Dietetic treatment of obesity with low and high carbohydrates diets. InternationaI Journal of Obesity 3: 201-11; 1979

122: Ravnskov U. The questionable role of saturated and polyunsaturated fatty acids in cardiovascular disease. Clin Epidemiol 51:443-60; 1998

123: Reaven G. Syndrome X: 10 years after. Drugs 58 (Suppl) 1:19-20; discussion 75-82; 1999

124: Reaven GM. Banting lecture 1988. Role of insulin resistance in human disease. Diabetes 37:1595-607; 1988

125: Reaven GM. Do high carbohydrate diets prevent the development or attenuate the manifestations (or both) of syndrome X? A viewpoint strongly against. Curr Opin Lipidol 8:23-7; 1997

126: Reaven GM et al. Characterization of a model dietary-induced hypertriglycerolemia in young, non-obese rats. Journal of Lipid Research 20: 371-78; 1970

127: Reaven, GM et al. Hypertension as a disease of carbohydrate and lipoptorotein metabolism. Am J Med 87 (suppl. 6A): 6A-2S; 1989

128: Rexrode KM, Carey J, Hennekens CH et al. Abdominal adiposity and coronary heart disease in women. JAMA 280:1843-48; 1998

129: Riegler E. Weight reduction by a high protein, low carbohydrate diet. Medizinische Klinik 71:1051-56; 1976

130: Sacks FM, Stone PH, Gibson CM et al. Controlled trial of fish oil for regression of hu-man coronary atherosclerosis. HARP Research Group. J Am Coil Cardiol 25: 1492-8; 1995

131: Sacks FM. Dietary fats and coronary heart disease. J Cardiovasc Risk 1: 3-8; 1994

132: Sallmann HP, Harisch G, Schole J. Über den Einfluß kohlehydratarmer Diäten auf die Arteriosklerose des Huhns im Langzeitversuch. Zbl. Vet. Med. A23: 635-41; 1976

133: Salmeron J, Ascherio A, Rimm EB et al. Dietary fiber, glycemic load, and risk of NIDDM in men. Diabetes Care 20:545-50; 1997

134: Salmeron J, Manson JE, Stampfer MJ et al. Dietary fiber, glycemic load, and risk of non-insulin-dependent diabetes mellitus in women. JAMA 277:472-7; 1997

135: Schauf CI, Moffett DF, Moffett SB. Medizinische Physiologie. Walter de Gruyter Berlin, NewYork 1993 S 532f

136: Schoen RE, Tangen CM, Kuller LH et al. Increased blood glukose and insulin, body size, and incident of colorectal cancer. J Natl Cancer Inst 91: 1147-54; 1999

137: Schutz Y, Golay A, Felber JP, Jequier E. Decreased Glukose-induced thermogenesis after weight loss in obese subjects: a predisposing factor for relapse of obesity. Am J Clin Nutr 39:380-7, 1984

138: Shepherd PR, Kahn BB. Glukose transporters and insulin action-implications for insulin resistance and diabetes mellitus. N Engl J Med 341:248-57; 1999

139: Shulman Gl. Cellular mechanisms of insulin resistance in humans. Am J Cardiol 84:3J-10J; 1999

140: Sicree RA, Zimmet P, King HO, Coventry JO. Plasma insulin responses among Nauruans: prediction of deterioration in glucose tolerance over 6 years. Diabetes 36: 179-86; 1987

141: Slabber M, Barnard HC et al. Effects of a low-insulin.response, energy-restricted diet on weight loss and plasma insulin concentrations in hyperinsulinemic obese females. Am J Clin Nutr. 60: 48-53; 1994

142: Slattery ML, BensonJ, Berry TD, et al. Dietary sugar and colon cancer. Cancer Epidemiol Biomarkers Prev 6:677-85; 1997

143: Swinburne BA, Nyomba BL et al. Insulin resistance associated with lower rates of weight gain in Pima Indians. J Clin Invest 88: 168-73; 1991

144: Tahtinen TM, Vanhala MJ, Oikarinen JA et al. Effect of smoking on the prevalence of insulin resistance-associated cardiovascular risk factors among Finnish men in military service. J Cardiovasc Risk 5:319-23; 1998

145: Taubes G. The soft science of dietary fat. Science 291: 2536 – 45; 2001

146: The Framingham Study. An epidemiological investigation of cardiovascular disease (Section 26); Some characteristics related to the incidence of cardiovascular disease and death. – The Framingham Study, 16 years follow-up. US-Government Printing Office, Washington D.C., December 1970

147: The Lipid Research Clinic Coronary Primary Intervention Trial Results. JAMA 251: 351; 1984

148: Thompson PD, Cullinane EM, Eshleman R, et al. The effects of high-carbohydrate and high-fat diets on the serum lipid and lipoprotein concentrations of endurance athletes. Metabolism 33:1003-10; 1984

149: von Schacky C, Angerer P, Kothny W et al. The effect of dietary omega-3 fatty acids on coronary atherosclerosis. A randomized, double-blind, placebo-controlled trial. Ann Intern Med 130:554-62; 1999

150: Walb, L und I. Original Haysche Trennkost. Karl F. Haug Verlag. Heidelberg 1991

151: West CF, Sullivan DR, Katan MB et al. Boys from populations with high-carbohydrate intake have higher fasting triglyceride levels than boys from populations with high-fat intake. Am J Epidemiol 131: 271-282; 1990

152: Yancy WS, Bakst R, Bryson W et al. Effects of a very low-carbohydrate diet program compared with a low-fat, low cholesterol, reduced-calorie diet. Am J Clin Nutr 2002; 75: 344S

153: Wideroff L, Gridley G, Mellemkjaer L et al. Cancer incidence in a population-based cohort of patients hospitalized with diabetes mellitus in Denmark. J Nat Cancer Inst 89:1360-5; 1997

154: Will JC, Galuska DA, Vinicor F et al. Colorectal cancer: another complication of diabetes mellitus? Am J Epidemiol 147:816-25;1998

155: Willett WC. Dietary fat and obesity: an unconvincing relation. Am J Clin Nutr 68: 1149-50; 1998

156: Willett WC. Is dietary fat a major determinant of body fat? Am J Clin Nutr 67: 556S-62S; 1998

157: Willett WC. The dietary pyramid: does the foundation need repair? Am J Clin Nutr 68:218-9; 1998

158: Williams PT, Krauss RM. Low-fat diets, lipoprotein subclasses, and heart disease risk. Am J Clin Nutr 70: 949-50; 1999

159: Wolfe BM, Giovannetti PM. High protein diet complements resin therapy of familial hypercholesterolemia. Clin Invest Med 15: 349-59; 1992

160: Wolfe BM, Giovannetti PM. Short-term effects of substituting protein for carbohydrate in the diets of moderately hypercholesterolemic human subjects. Metabolism 40:338-43; 1991

161: Wolfe BM, Piche LA. Replacement of carbohydrate by protein in a conventional-fat diet reduces cholesterol and triglyceride concentrations in healthy normolipidemic subjects. Clin Invest Med 22:140-8; 1999

162: Wolfe BM. Potential role of raising dietary protein intake for reducing risk of atherosclerosis. Can J Cardiol ll Suppl G:127G-31G; 1995

163: Yip J, Facchini FS, Reaven GM. Resistance to insulin-mediated glukose disposal as a predictor of cardiovascular disease. J Clin Endocrinol Metab 83:2773-6; 1998

164: Young VR, Scrimshaw NS. The physiology of starvation. Scientific Am 225: 14-24; 1971

165: Young, C. M. et al. Effect on body composition and other parameters in young men of carbohydrate level of reduction diet. Am J Clin Nutr 24: 290-96; 1971

166: Yudkin J. Zucker – süss aber gefährlich. Der Zuckerreport. Hoffmann und Campe 1974

167: Zavaroni I et al. Effect of Fruktose feeding on insulin secretion and insulin action in the rat. Metabolism 29: 970-73; 1980

168: Sigal RJ, El-Hashimy M, Martin BC, Soeldner S, Krolewski AS, Warram JH: Acute post-challenge hyperinsulinemia predicts weight gain: a prospective study. Diabetes 46:1025-1029,1997

169: Olalekan E, Odeleye OE, de Courten M, Pettitt DJ, Ravussin E: Fasting hyperinsulinemia is a predictor of increased body weight gain and obesity in Pima Indian children. Diabetes 46:1341-1345,1997

170: Rizza RA, Mandarino LJ, Genest J et al. Production of insulin resistance by hyperinsulinemia in man. Diabetologia 28: 70-75; 1985

171: LeStunff C, Bougneres P,. Early changes in postbrandial insulin secretion , not in insulin sensitivity, characterize juvenile obesity. Diabetes 43: 696-702; 1994

172: Rodin J, Wack J, Ferrannini E,deFronzo RA.. Effect of insulin and glucose on feeding behavior. Metabolism 34: 826-31; 1985

173: Preud'Homme D, Stolfi A. Low carbohydrate diet reduces BMI and insulin level in obese children. Am J Clin Nutr (2002). In press

174: Björntop P. Endocrine abnormalities in obesity. Metabolism 44: 21-23; 1995

175: Haffner SM, Valdez RA, Mykkänen L et al. Decreased testosterone and dehydroepiandrosterone sulfate concentrations are associated with increased insulin and glucose concentrations in nondiabetic men. Metabolism 42: 599-603; 1994

176: Minehira K. De novo lipogenesis and gene expression of adipose lipogenic enzymes after short-term carbohydrate overfeeding in healthy humans. Am J Clin Nutr 2002; 75

177: Schraer CD, Lanier AP, Boyko EJ et al. Prevalence of diabetes in Alaskan Eskimos, Indians and Aleuts. Diabetes care 11:693-700; 1988

178: O'Dea K, Traianedes K, Ireland P et al. The effect of diet differing in fat, carbohydrate, and fiber on carbohydrate and lipid metabolism in type 2 diabetes. J Am Diet Assoc 89: 1076-86; 1989

179. Azizi F. Effect of dietary composition on fasting-induced changes in serum thyroid hormones and thyrotropin. Metabolism 1977, 27:935-42

180. Phinney SD, Bistrian BR, Evans WJ et al. The human metabolic response to chronic ketosis without caloric restriction: preservation of submaximal exercise capability with reduced carbohydrate oxidation. Metabolism 1983; 32: 769-76

181. Kopp W. High insulinogenic nutrition - an etiologic factor for obesity and the metabolic syndrome. Metabolism 52: 800-04; 2003

182. Westman EC, Yancy WS, Edlman JS et al. Effect of 6-month adherence to a very low carbohydrate diet program. Am J Med 113: 30-36; 2002

183. Worm N., Syndrom C oder Ein Mammut auf dem Teller! Hallweg Verlag Bern und München; 2000

184. Östamnn M, Liljeberg Elmstal, HGM, Björck IME. Inconsistency between glycemic and insulinogenic responses to regular and fermented milk products. Am J Clin Nutr 2001; 74:96-100

185. Kopp W. Nutrition, evolution and thyroid hormone levels - a link to iodine deficiency disorders? Medical Hypothesis 2004 (in Druck)

DIE AUTOREN

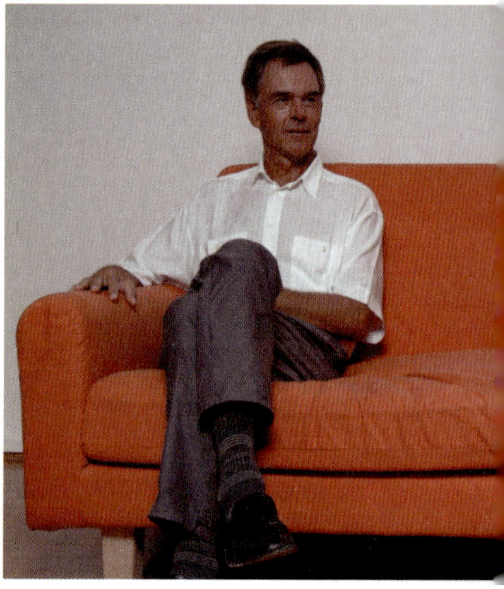

Univ.-Doz. Dr. med. Wolfgang Kopp
ist Facharzt für Radiologie und leitet das DiagnostikZentrumGraz für Computertomographie und Magnetresonanztomographie.
Seine wissenschaftliche Tätigkeit umfasst zahlreiche medizinische Studien und Publikationen; Vorträge im In- und Ausland; Studienaufenthalte in den USA; intensive Beschäftigung mit Ernährung und ernährungsbedingten Erkrankungen.

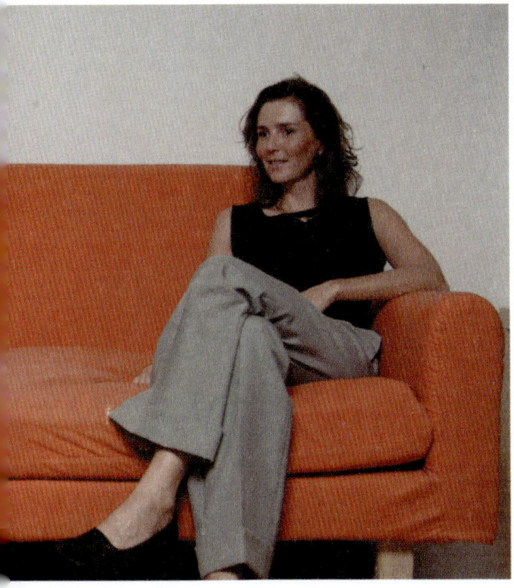

Mag. Brigitte Kopp-Begusch
hat Germanistik, Psychologie, Philosophie und Pädagogik studiert und ist als Persönlichkeitstrainerin und Coach freiberuflich tätig.
Ihre Arbeitsschwerpunkte sind: Kommunikation und Konfliktlösung, Selbstmanagement und Motivation, Sozial- und Lernpsychologie. Dazu kommen Publikationen zur „Friedens- und Konfliktarbeit", Artikel über Kommunikation und Präsentation. Neu: „interaktiv", ein Arbeitsbuch für Deutsch und Kommunikation (öbv&hpt, 2004).

ESSEN SIE SICH SCHLANK!

Strategien zur Ernährungsumstellung

Wir bieten Ihnen in diesem Seminar einfache, zielgerichtete, angenehme Übungen und Möglichkeiten für Ihren Weg in ein gesundes, energiereiches und schlankes Leben.
Begleitend und unterstützend zu den medizinischen Fakten erlernen Sie psychologisch fundierte Techniken, die sicherstellen, dass Sie diese Änderung in Ihrem Leben auch dauerhaft verankern.

Sie bekommen Gelegenheit, mit Unterstützung der Seminarleitung und der Gruppe Ihre alten Muster und Gewohnheiten zu betrachten und zu verändern. Gemeinsam den Teufelskreis der falschen Ernährung zu durchbrechen ist oft einfacher und angenehmer!

Anmeldung und Detailinformationen:

per Post: Mariatrosterstraße 41, A-8043 Graz
per E-Mail: service@schlank-und-gesund.at
im Internet: www.schlank-und-gesund.at
per Fax: 0316 / 46 69 25

KOCHEN SIE SICH SCHLANK!

Rezepte zur stoffwechselgerechten Ernährung

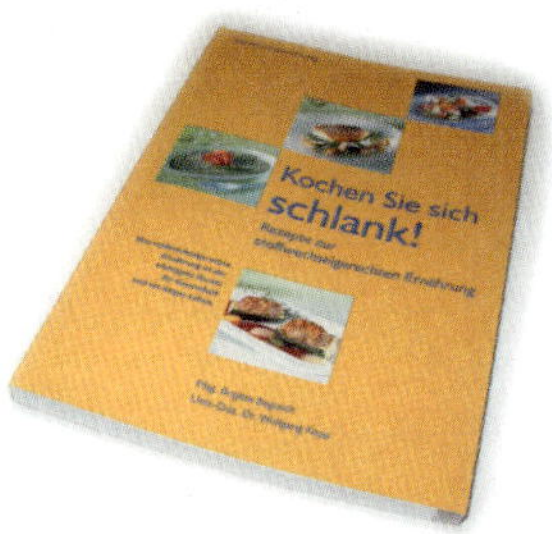

Sie haben schon ein Kochbuch?
Nun, dieses ist anders.
Es bietet Ihnen ausgesuchte, köstliche, gesunde, schlankmachende Rezepte.
Diese Nahrungszusammenstellung passt optimal in den menschlichen Stoffwechsel. Sie macht Sie auf natürliche Weise dauerhaft schlank. Dazu wird sie auch Ihre Gesundheit verbessern: Sie bewirkt eine signifikante Verbesserung der Blutfettwerte und eine Senkung oder sogar Normalisierung eines erhöhten Blutdrucks.
Außerdem sinkt Ihr Risiko für Herzinfarkt, Schlaganfall und Zuckerkrankheit.
„Kochen Sie sich schlank!" ist das einzige Kochbuch, das Ihnen ausnahmslos Rezepte bietet, die sich positiv auf Ihre Gesundheit und Ihre Figur auswirken.

Sichern Sie sich jetzt Ihr Kochbuch zur stoffwechselgerechten Ernährung mit umseitigem Bestellschein!

ERFAHRUNGSBERICHTE UND REZEPTE

Gerne erfahren wir, wie es Ihnen mit Ihrer Umstellung auf stoffwechselgerechte Ernährung ergangen ist.
Auch wenn Sie gute Rezepte haben, freuen wir uns, wenn sie uns diese senden!

Sie erreichen uns entweder unter der Postanschrift
Schlank-und-gesund-Verlag
Mariatrosterstraße 41
A-8043 Graz

oder unter der E-Mail-Adresse service@schlank-und-gesund.at

BESTELLEN SIE JETZT!

Senden Sie uns diese Bestellkarte per Post oder bestellen Sie per Fax unter 0316/46 69 25 oder per E-Mail unter service@schlank-und-gesund.at!

ESSEN SIE SICH SCHLANK - Abschied vom Jo-Jo-Effekt

☐ Stück zum Einzelpreis von Euro 24,20 (Österreich) bzw. Euro 23,60 (Deutschland) inkl. Steuern, zuzügl. Versandspesen.

KOCHEN SIE SICH SCHLANK - Rezepte zur stoffwechselgerechten Ernährung

☐ Stück zum Einzelpreis von Euro 19,80 (Österreich) bzw. Euro 19,44 (Deutschland) inkl. Steuern, zuzügl. Versandspesen.

DAS KOMBI-ANGEBOT

☐ Pakete beider Bücher zum Paketpreis von Euro 39,60 (Österreich) bzw. Euro 38,88 (Deutschland) inkl. Steuern, zuzügl. Versandspesen.

Die Zusendung erfolgt per Nachnahme.

BESTELLEN SIE JETZT!

Senden Sie uns diese Bestellkarte per Post oder bestellen Sie per Fax unter 0316/46 69 25 oder per E-Mail unter service@schlank-und-gesund.at!

ESSEN SIE SICH SCHLANK - Abschied vom Jo-Jo-Effekt

☐ Stück zum Einzelpreis von Euro 24,20 (Österreich) bzw. Euro 23,60 (Deutschland) inkl. Steuern, zuzügl. Versandspesen.

KOCHEN SIE SICH SCHLANK - Rezepte zur stoffwechselgerechten Ernährung

☐ Stück zum Einzelpreis von Euro 19,80 (Österreich) bzw. Euro 19,44 (Deutschland) inkl. Steuern, zuzügl. Versandspesen.

DAS KOMBI-ANGEBOT

☐ Pakete beider Bücher zum Paketpreis von Euro 39,60 (Österreich) bzw. Euro 38,88 (Deutschland) inkl. Steuern, zuzügl. Versandspesen.

Die Zusendung erfolgt per Nachnahme.

Vorname:

Name:

Straße:

PLZ/Ort:

E-Mail:

Datum:

Unterschrift:

Bitte ausreichend frankieren!

An
Schlank-und-gesund-Verlag
Mariatrosterstraße 41
A-8043 Graz

Vorname:

Name:

Straße:

PLZ/Ort:

E-Mail:

Datum:

Unterschrift:

Bitte ausreichend frankieren!

An
Schlank-und-gesund-Verlag
Mariatrosterstraße 41
A-8043 Graz